公式テキスト

栄養検定

4級

はじめに

　私たちは、毎日、食物を食べることによって生命を維持しています。何をどう食べるとおいしいのか、また、健康に良いのかといった情報は世の中にあふれており、テレビやインターネット、書籍などで簡単に手に入れることができます。一方で、そうした情報の受け手である私たちには、さまざまな情報を生かし、あるいは取捨選択するために必要な基礎知識が不足していると感じることも多いのではないでしょうか。

　現在の日本では、あらゆるところで簡便に食品を手にすることができます。そのため、毎日お菓子を食べ続けるといった極端な食生活をすることも可能です。だからこそ、何をどれくらい食べたらよいのか、食べたものがどのように消化・吸収・代謝されるのか、そのしくみを学ぶ栄養学は、私たちの健康を維持する上で大変重要な知識と考えています。

　本書は、栄養検定®の公式テキストとして作成しました。主に食や健康に関連する分野で働いている人や自身や家族の健康のために栄養学を学びたい人のための検定です。このテキストを通して何気なくとっている食事の大切さ、体のしくみのすばらしさに触れ、自らの健康維持に役立てていただくことを願っております。

2023年5月

一般社団法人日本栄養検定協会　代表理事
松崎 恵理

食生活で健康を維持するため、
自分で判断できるように
食べ物や栄養の基本を学びましょう！

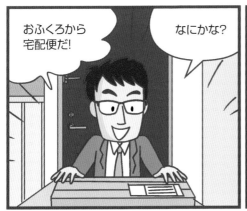

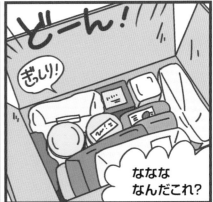

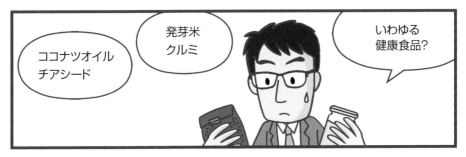

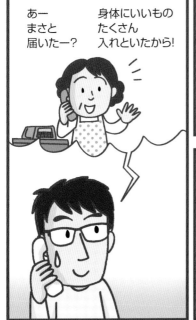

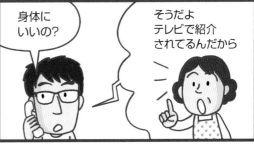

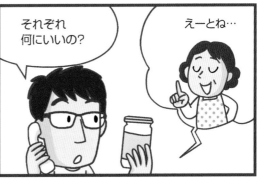

5

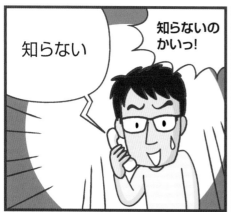

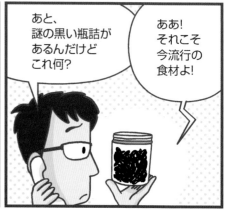

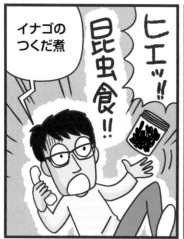

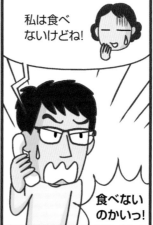

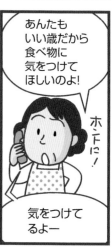

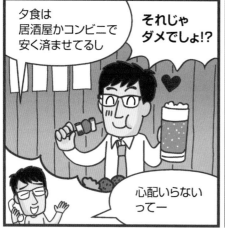

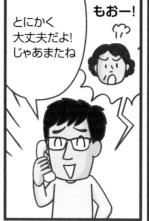

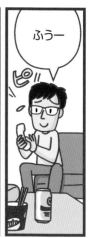

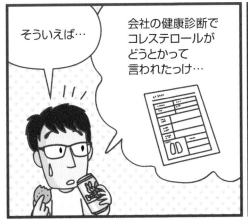

そういえば…

会社の健康診断で
コレステロールが
どうとかって
言われたっけ…

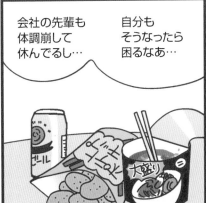

会社の先輩も
体調崩して
休んでるし…

自分も
そうなったら
困るなあ…

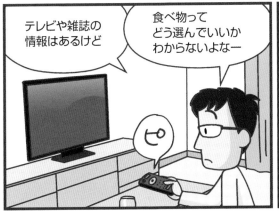

テレビや雑誌の
情報はあるけど

食べ物って
どう選んでいいか
わからないよなー

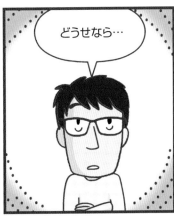

どうせなら…

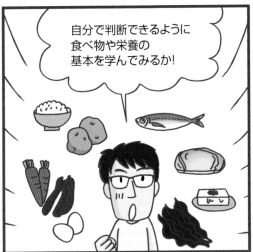

自分で判断できるように
食べ物や栄養の
基本を学んでみるか!

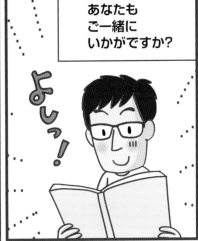

あなたも
ご一緒に
いかがですか?

よしっ！

7

CONTENTS

本書の使い方

◉このテキストは、栄養検定4級の公式テキストです

本書は、栄養検定4級の公式テキストです。

栄養検定とは、栄養学の基本を学ぶための検定です。食べ物がどのように消化・吸収・代謝されるのかを理解し、日本人の食事摂取基準に掲載されている栄養素について学ぶことでバランスの良い食事の考え方を理解できます。

本書では、これら基礎的な栄養学の知識を学ぶことで、健康的な食生活とはどのようなものかを理解し、自らの健康維持に役立てることができるよう構成されています。本書の内容および栄養検定試験問題は、厚生労働省発表の「日本人の食事摂取基準2020年版」に対応した内容となっていますので、安心して学習を進めていただけます。

1 本書の内容

4級は、栄養学の概観を知ることができる内容となっています。難易度は、概ね調理師専門学校で学ぶ栄養学と同じ程度です。学習の仕方としては、まず、4級の内容を章の順番通りに学習されることをおすすめします。1つの章は、おおむね1〜2週間程度で学習を進めるとよいでしょう。

以前、栄養学を学んだことのある方の知識のブラッシュアップにも適しています。

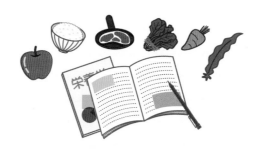

② おすすめの学習の流れ

　本書はどのページから学んでも、必要な知識を学ぶことができますが、より効果的な学習方法を紹介します。

| 4級の各章の学習のポイントを確認 | 各章の扉に記載されている学習のポイントを確認しておきましょう。該当の章でどんなことを学ぶのかをあらかじめチェックしておきます。 |

▼

| 章の文章を読み進める | 本文を読み進めます。該当箇所にある表や図版の内容と本文を見比べて、本文の内容と一緒に理解するようにしましょう。 |

▼

| 欄外のメモを確認する | 欄外に記載のあるメモや重要語句、用語解説は本文の理解を助けるものです。内容を確認するとともに、しっかり覚えるようにしましょう。 |

▼

| 学習の内容をまとめる | テキストで学習した内容をノートに書き出してみましょう。理解した内容を自分の言葉も加えて自分なりにノートなどにまとめてみるとより理解が深まるでしょう。 |

③ 重要語句、用語解説、メモについて

　本文とは別に、重要語句、用語解説、メモを欄外に記載しています。これらも試験の出題範囲となっていますので、しっかり覚えましょう。

(!) 重要語句　テキストの内容を学ぶ上で覚えておくべき重要な語句を解説しています。しっかり覚えるようにしましょう。

(?) 用語解説　栄養学を学ぶ上で必要な用語や関連する分野の用語です。どのような意味の用語なのかを理解しておきましょう。

(i) メモ　学んでいる内容に付随した情報です。理解を深めるのに活用しましょう。

栄養検定受検のご案内

　本書で学んだら、栄養検定試験に挑戦してみましょう。栄養検定試験は、全国にある会場のコンピューターを使って受検できるので、都合に合わせて受検が可能です。

受検資格 ▶ どなたでも受検することができます。

受検期間 ▶ 年に2回。受検期間はホームページにて確認してください。

受検方法 ▶ CBT試検

　CBT試験のCBTとは、Computer Based Testing方式の略で、CBT会場でコンピュータを使って受検するシステムのことです。栄養検定のCBT試験会場は、全国すべての都道府県にあります。受検申込ページでご都合のよい会場を選び、さらに、ご都合のよい受検日時を選んで受検いただきます。

① 受検申込方法

栄養検定ホームページの「栄養検定試験ページ」の申込みボタンをクリックして、以下のページに移ります。
URL https://cbt-s.com/examinee/examination/eiyoukentei.html

▼

CBT試験のページに入ったら、会員登録を行います（既に登録済みの場合は、ログインする）。
なお、このページの右上から全国のテストセンターの場所の一覧と各テストセンターの空席情報を確認することができます。

会員登録を行うと、登録したメールアドレスに「受検者登録URLのお知らせ」というメールが送られてきますので、会員登録を完了します。

会員登録後、受検したい級、会場、日時を選んで受検を予約してください。それから受検料の支払いページに移り、手続きを完了させてください。

手続きを完了すると、受検日程などが会員登録したメールアドレスに送付されます。

2 受検当日について

● 受検日当日は、予約した会場に5〜30分前までに到着してください。遅刻すると受検できない場合があります。
※CBT試験会場は、栄養検定以外の検定試験も行っています。

● 問題は、パソコンの画面上に表示されます。解答を選択肢の中から選び、正しいと思う解答をクリックして、次の問題にすすみます。

● 試験時間が終了したら、結果をその場で受け取ることができます。合格された方は、登録時の住所宛に後日、認定証が郵送されます。大切に保管しておきましょう。

食生活と健康

この章では、栄養と栄養素の違いや食事のおいしさなど、食生活が
どのような要素で成り立ち、健康に影響を与えているのか、食生活
と健康との関連について概略を学びます。

- 現在の日本人に不足している栄養素を知る。
- 食事の意義、薬との違いを理解する。
- 栄養と栄養素の違いを理解する。
- 栄養素の種類と大まかな働きを理解する。
- 体組成と食事の関係を理解する。
- 健康を保つための栄養素摂取のポイントを理解する。
- 栄養素の欠乏症について理解する。
- 栄養素の過剰症について理解する。
- おいしさと味の構成について理解する。
- 体のリズムと食事の関連を理解する。
- 子どもにおける朝食の影響を理解する。

食生活と健康

栄養と健康

　日本人の平均寿命は、明治から大正、昭和初期では、男女共に50歳以下でした。

　第二次世界大戦後、食事の内容が変化し、良質のたんぱく質、脂質、ミネラル、ビタミンを十分摂取することができるようになったことや、衛生や医療の発達に伴い、日本人の平均寿命は大きく伸び、現在は男女ともに80歳を超えました。このおよそ100年の間に平均寿命は30歳以上も伸びています（**図1-1**）。

　一方、近年では食の多様化によるエネルギーや栄養素の過剰摂取、偏りといった新たな問題が発生しています。以前の死因別疾患はたんぱく質不足や食塩摂取の過多による脳血管疾患が多かったものが、現在では悪性新生物、心疾患が多くなってきました（**図1-2**）。また、糖尿病が強く疑われる人の割合は、20歳以上の成人で男性19.7％、女性10.8％（令和元年国民健康・栄養調査）であり、高齢になるほどその割合は高くなっています。

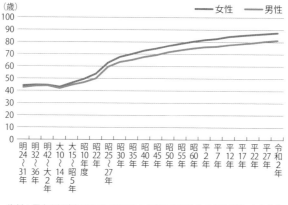

図 1-1　日本人の平均寿命の推移

資料：厚生労働省第23回生命表「主な年齢の平均余命の年次推移」より抜粋

? 用語解説　**心疾患**：心臓に起こる病気の総称で、心疾患の多くは「虚血性心疾患」です。虚血性心疾患は、心臓の筋肉へ血液を送る冠動脈の血流が悪くなって、心筋が酸素不足・栄養不足に陥るものをいい、狭心症や心筋梗塞などがあります。虚血性心疾患は高血圧、脂質異常、喫煙、高血糖の他、メタボリックシンドロームが主な原因となっています。

図 1-2 主な死因別にみた死亡率（人口10万対）の年次推移

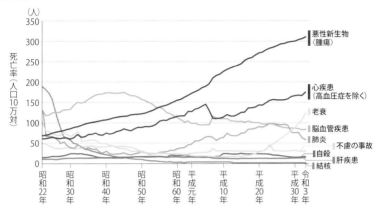

出典：「令和3年（2021年）人口動態統計（概数）」厚生労働省2022.6.3より作図

注：1）平成6年までの「心疾患（高血圧症を除く）」は「心疾患」である。

2）平成6・7年の「心疾患（高血圧症を除く）」の低下は、死亡診断書（死体検案書）（平成7年1月施行）において「死亡の原因欄には、疾患の終末期の状態としての心不全、呼吸不全等は書かないでください」という注意書きの施行前からの周知の影響によるものと考えられる。

3）平成7年の「脳血管疾患」の上昇の主な要因は、ICD-10（2003年版）（平成7年1月適用）による原死因選択ルールの明確化によるものと考えられる。

4）平成29年の「肺炎」の低下の主な要因は、ICD-10（2013年版）（平成29年1月適用）による原死因選択ルールの明確化によるものと考えられる。

　また、さまざまな食品が手に入る状況であるにもかかわらず、日本人に不足している栄養素もあります。日本人はカルシウム摂取量が少なく、特に中年期以降の女性の骨粗しょう症の原因となっており、若者や女性は鉄不足による鉄欠乏性貧血などが問題となっています。若い女性はダイエット志向が強いことによる栄養素不足の懸念がある他、男性は、コンビニや中食、外食が多いことによるエネルギーや食塩の過剰摂取、ビタミン、ミネラルの欠乏による代謝障害が懸念されています。多くの食品が手に入る環境であるからこそ、食事のバランスを整えるための知識が必要といえます。

食事の意義

　食事をとることは生命を維持し、生活活動を行うために必要な栄養素を補給します。見た目も美しくおいしい食事をとることは、単に栄養素を補給するだ

けではなく、生活を楽しみ精神的な充足感をもたらすという要素も含んでいます。しかしながら、食事は、毎日のことであるが故に、健康の根幹であるにもかかわらず、おろそかになりやすいものでもあります。食事内容が過剰であったり不足であったりしても、その事実を自覚することは難しく、不適切な食事が長期間続くことによってもたらされる病変に気づいて、初めて食事内容が不適切であったことに気づくことも少なくありません。食生活の改善に取り組みよりよい身体状況を取り戻そうとしても、薬の効果と違い食事による効果はすぐには表れないことを認識しておくことが肝要です。つまり、日々の食事を大切にする積み重ねが健康な体を維持することにつながるのです。

栄養とは

ヒトは、生きていくために食事として「栄養素」を摂取し、消化・吸収することで体内に取り込み、代謝し、体を構成する成分やエネルギーとして利用します。また不要になった物質は体外に排泄します。この一連の生命の営みのことを「栄養」といいます（**図1-3**）。「栄養素」は、「栄養」のために体外から取り入れる物質のことであり、「栄養素」と「栄養」は意味が異なります。

図 1-3　**人と栄養の関係**

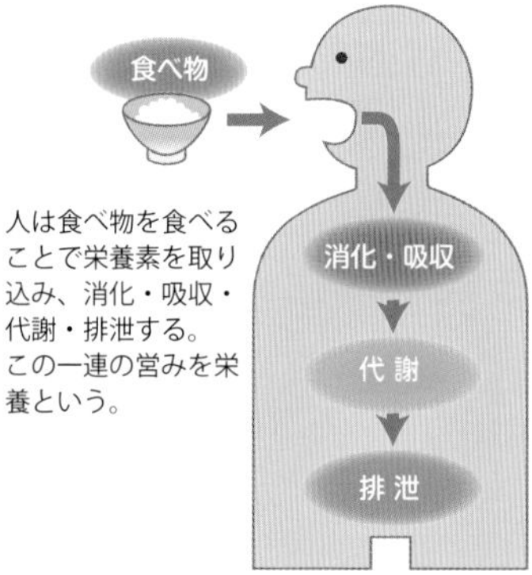

人は食べ物を食べることで栄養素を取り込み、消化・吸収・代謝・排泄する。この一連の営みを栄養という。

　「栄養素」には、大きく分けて糖質、脂質、たんぱく質、ビタミン、ミネラルの5つがあり、食物繊維、水なども栄養素と考えます。また、これら以外に機能性成分やポリフェノール類、カロテノイド類、ビタミン様物質などのフィトケミカルと呼ばれる成分があり、体の機能を調節し栄養素と似た働きをします（**図1-4**）。

　エネルギー源となる炭水化物、脂質、たんぱく質は、どれか1つだけをとっていればよいというものではありません。炭水化物に含まれる糖質は、素早くエ

⚠ 重要語句　**代謝**：代謝（metabolism）とは、生命維持のために食物を摂取し、体内に吸収された物質が変化を受ける化学反応のことをいいます。

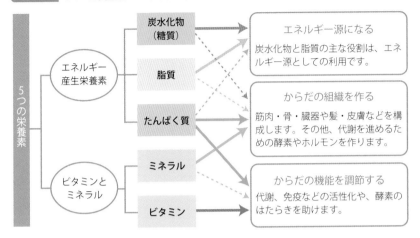

図 1-4 5つの栄養素

5つの栄養素

エネルギー産生栄養素
- 炭水化物（糖質）
- 脂質
- たんぱく質

ビタミンとミネラル
- ミネラル
- ビタミン

エネルギー源になる
炭水化物と脂質の主な役割は、エネルギー源としての利用です。

からだの組織を作る
筋肉・骨・臓器や髪・皮膚などを構成します。その他、代謝を進めるための酵素やホルモンを作ります。

からだの機能を調節する
代謝、免疫などの活性化や、酵素のはたらきを助けます。

ネルギーになる一方、脂質は、消化・吸収に時間がかかるため、両方を摂取することでエネルギーを効率よく使うことができます。

　たんぱく質は、エネルギー源として使うこともできますが、筋肉や血液の成分、酵素、ホルモンなどとして、さまざまな生理機能を持ちます。また、ビタミンやミネラルなどの栄養素が十分に供給されなければ、摂取したエネルギーの利用効率が悪くなります。

体組成と食事

　日本人の水分とビタミンを除いた栄養素摂取量の重量割合は、炭水化物約66％、脂質約13％、たんぱく質約18％、ミネラル約3％です。これに対し水分を除いた体組成の割合は、成人男性の場合で炭水化物約2％、脂質約40％、たんぱく質約43％、ミネラル約15％です（**図1-5**）。食事で最も多い炭水化物は、摂取された後、すぐにエネルギーとして利用され、最終的には水と二酸化炭素となって体外に排出されます。また、使いきれなかった炭水化物（糖質）は、脂質に変換されて体に脂肪として蓄積されます。体内の糖質は、血糖やグリコーゲンなどのごくわずかな量のみとなります。

(?) 用語解説　　**体組成**：身体の成分組成のことで、主要成分は「水分・たんぱく質・脂質・ミネラル」の4つ。また「脂肪・骨・除脂肪軟組織」の3要素に分類することもあります。

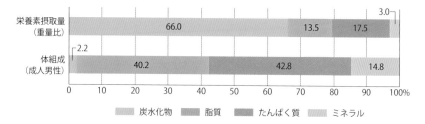

図 1-5 栄養素摂取量と体組成の割合（水分を除く）

栄養素摂取量（重量比）	66.0 ／ 13.5 ／ 17.5 ／ 3.0
体組成（成人男性）	2.2 ／ 40.2 ／ 42.8 ／ 14.8

凡例：炭水化物　脂質　たんぱく質　ミネラル

栄養素と健康

栄養素の摂取量は、多すぎても少なすぎてもよくありません。「適量」を摂取することが重要です。その理由は、多くの栄養素に欠乏症と過剰症があるからです。具体的にどのような欠乏症と過剰症があるのかを見てみましょう。

（1）欠乏症

栄養素やエネルギーが不足すると健康に大きな影響を及ぼします。代表的な重度栄養失調症としては、クワシオコールとマラスムスがあります。

クワシオコールは、著しくたんぱく質が欠乏した状態で、腹部が膨張するという特徴があります。これは、極度のたんぱく質不足によって浮腫、腹水、免疫力の低下が起こるためです。マラスムスは、たんぱく質欠乏に加えてエネルギーも不足している状態で、体重の著しい減少が特徴です。これは、エネルギー不足を補うために筋たんぱく質が分解されるからです（**図 1-6**）。

こうした欠乏症は、発展途上国の子どもたちに多く見られますが、日本においても悪性腫瘍や、肝硬変の患者、高齢者などに見られ、筋肉の減少によって日常生活に影響を与え、QOL（生活の質）の低下を招く原因となります。

ビタミンやミネラルの主な欠乏症としては、夜盲症（ビタミンA）、くる病（ビタミンD）、脚気（ビタミンB_1）、壊血病（ビタミンC）、骨粗しょう症（カルシウム）、味覚障害（亜鉛）、貧血（鉄）などがあります（**表 1-1**）。

日本では、女性においてダイエット志向が強く特に若い女性で「やせ」（BMI18.5

！重要語句　BMI：BMIの計算式は、体重（kg）÷身長（m）^{2}。日本人の食事摂取基準2020年版における目標とするBMIの範囲は、18〜49歳で18.5〜24.9、50〜64歳で20.0〜24.9、65〜74歳で21.5〜24.9、75歳以上で21.5〜24.9です。

図 1-6 クワシオコールとマラスムスの特徴

クワシオコール

たんぱく質が著しく欠
乏した低栄養状態。

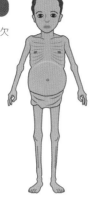

マラスムス

エネルギー・たんぱく
質が長期にわたって欠
乏した低栄養状態。エ
ネルギー不足を補うた
め、筋たんぱくが分解
される。

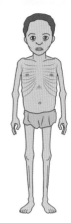

図 1-7 年代別BMIの割合（女性）

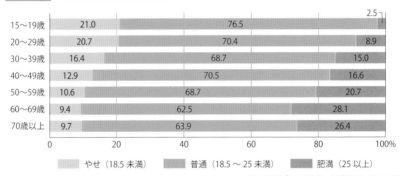

	やせ（18.5 未満）	普通（18.5 ～ 25 未満）	肥満（25 以上）
15～19歳	21.0	76.5	2.5
20～29歳	20.7	70.4	8.9
30～39歳	16.4	68.7	15.0
40～49歳	12.9	70.5	16.6
50～59歳	10.6	68.7	20.7
60～69歳	9.4	62.5	28.1
70歳以上	9.7	63.9	26.4

厚生労働省「国民健康・栄養調査」令和元年

未満）の割合が高くなっています（**図1-7**）。無理なダイエットは、たんぱく質やカ
ルシウム、鉄などの栄養素の不足を招く原因となります。「やせ」の女性が出産し
た場合、その児は「低出生体重児」となるリスクが高くなることが指摘されていま
す。低出生体重児は、将来、生活習慣病になりやすいとされており問題です。

　また、単身世帯では、外食や中食の利用が増えることでビタミンやミネラル
の不足になりやすく、代謝障害を引き起こすリスクが高くなりがちです。

（2）過剰症

　エネルギーを過剰に摂取すると、体に脂肪が蓄えられ肥満となります。日本
肥満学会における肥満の定義は、BMI25以上とされています。肥満は、皮下脂

表 1-1　栄養素の過不足によって生じる症状・疾病

栄養素	過剰症(主なもの)	欠乏症(主なもの)
糖質	肥満、糖尿病	体重減少(筋肉量の減少)
たんぱく質	腎臓への負担	成長障害、低アルブミン血症
脂質	肥満、脂質異常症、動脈硬化、糖尿病	エネルギー不足、脳血管疾患、便秘、脂溶性ビタミンの吸収低下
食物繊維	通常はない。サプリメントなどを過剰摂取した場合、便がゆるくなる、必要な栄養素の吸収低下	便秘
ビタミンA	頭痛、脱毛、筋肉痛、妊婦の場合は胎児奇形のリスクが高まる	角膜乾燥症(乳幼児)、成長阻害、骨・神経の発達抑制、夜盲症
ビタミンD	全身の倦怠感、食欲不振、嘔吐、高カルシウム血症、腎障害	骨軟化症、くる病、骨粗しょう症のリスクを高める
ビタミンB$_1$	頭痛、不眠、皮膚炎	脚気、食欲不振、精神不安定、ウェルニッケ・コルサコフ症候群
ビタミンB$_2$	通常はない	口角炎、口唇炎、舌炎、皮膚炎
ビタミンB$_6$	感覚神経障害	食欲不振、口内炎、貧血
ビタミンB$_{12}$	通常はない	悪性貧血、末梢神経障害
ビタミンC	吐き気、腹痛、サプリメントなどで過剰摂取した場合、下痢、腎機能障害がある場合、腎シュウ酸結石のリスクを高める	壊血病、出血、骨形成不全、成長不全
ビタミンE	出血、筋力低下、疲労、吐き気、下痢	動脈硬化、生活習慣病のリスクを高める、溶血性貧血、女性の場合は、不妊か流産のリスクが高まる懸念
ビタミンK	溶血性貧血や核黄疸(幼児)、呼吸困難や貧血(成人)	出血、カルシウムの吸収不足、新生児の出血症
葉酸	通常はない	巨赤芽球性貧血、動脈硬化の危険性の上昇、胎児の神経管閉鎖障害
ビオチン	通常はない	皮膚炎、脱毛、食欲不振

肪型肥満と内臓脂肪型肥満に分けられ、内臓脂肪型肥満を特に「メタボリックシンドローム」といいます。メタボリックシンドロームは、糖尿病、高血圧症、脂質異常症などの生活習慣病や、動脈硬化性疾患を発症するリスクが高くなります。過食と運動不足による体脂肪の蓄積や食塩の過剰摂取は、血糖値や血圧を

⚠ 重要語句　血糖値：血液内のブドウ糖の濃度のことです。血糖値が基準値の半分以下になると脳組織は正常に機能しなくなります。血糖値を基準値で維持することは、脳・神経系にとって非常に重要です。

栄養素	過剰症(主なもの)	欠乏症(主なもの)
ナイアシン	下痢、肝機能障害	皮膚炎、下痢、精神神経症状を呈するペラグラ
パントテン酸	通常はない	免疫力の低下、動脈硬化、成長障害、体重減少、皮膚炎、脱毛
カルシウム	食欲不振、腎・尿路結石、高カルシウム血症	骨折、骨粗しょう症、骨や歯の形成障害
鉄	ヘモクロマトーシス(鉄代謝異常)、嘔吐	貧血、めまい、成長抑制
亜鉛	貧血、めまい、吐き気	成長障害、性機能障害(成人男性)、味覚障害、皮膚炎、免疫力低下
銅	通常はない。遺伝的に銅が体内に蓄積する病気の場合、肝障害、腎不全、脳神経障害	貧血、めまい
カリウム	高カリウム血症、不整脈	通常はない
マグネシウム	サプリメントの過剰摂取の場合、軟便、下痢	心疾患、低カルシウム血症
リン	カルシウムの吸収を妨げる、副甲状腺機能亢進	骨軟化症、くる病、発育不全
ヨウ素	甲状腺肥大、甲状腺機能亢進症	甲状腺肥大、精神遅滞、成長発達異常
マンガン	中毒症の場合、肺炎、中枢神経障害	骨代謝異常、糖質脂質代謝異常
モリブデン	通常はない	通常はない
セレン	脱毛、胃腸障害、疲労感、神経系異常	克山病、成長障害、筋肉萎縮、免疫力低下
クロム	通常はない	体重減少、インスリン感受性の低下、脂質代謝異常
ナトリウム	高血圧、むくみ	血圧低下、脱水症

上昇させ、脂質代謝異常を引き起こし、動脈硬化による心筋梗塞や脳卒中発作の要因となるなど様々な病気と関連しています(表1-2)。また、血糖値が高いまま下がらない状態が続くことを高血糖といいます。この状態が長く続くと血管が

脂質代謝異常:体内の脂質が多くなりすぎて血液中のLDLコレステロール(悪玉コレステロール)や中性脂肪が多くなりすぎている状態、またはHDLコレステロール(善玉コレステロール)が少なく、脂質の代謝に異常をきたしている状態をいいます。
用語解説

表 1-2	肥満と関連する病気や症状
２型糖尿病	インスリンの不足や作用低下により発症。糖尿病網膜症、糖尿病腎症、糖尿病神経障害などの合併症を引き起こす。
脂質異常症	LDLコレステロールまたは中性脂肪の増加、HDLコレステロールの減少した状態。動脈硬化などの原因となる。
動脈硬化症	動脈の血管が硬くなって弾力性が失われた状態。血管内腔にプラークがついたり、血栓が生じたりして血管がつまりやすくなる。
高尿酸血症・痛風	尿酸濃度が高い状態が続くと、尿酸は結晶化して関節や組織にたまり強い痛みを感じる(痛風)。
高血圧	安静状態の血圧が慢性的に正常値よりも高い状態。高血圧になると血管に常に負担がかかり、血管の内壁が傷ついたり柔軟性がなくなることで硬くなり、動脈硬化を起こしやすくなる。
脂肪肝	肝臓の細胞に中性脂肪が蓄積した状態。
変形性関節症	関節の間にある軟骨が擦り減ったことで滑らかに動かなくなり、関節の骨などが摩擦を生じることで炎症を起こし、痛みを感じたり関節が動かしにくくなる。
睡眠時無呼吸症候群	睡眠中に呼吸が一時的に停止する。睡眠不足になり、日中にも眠気をもよおす。

傷ついて動脈硬化を引き起こし、糖尿病などさまざまな病気を発症する危険が高まります。脂溶性ビタミンについては、体内に蓄積されやすいため、過剰症を起こしやすく注意が必要です (**表1-1**、**表3-2**)。

おいしさとは

　食においておいしさは、重要な要素のひとつです。食べ物を食べた時の味、におい、テクスチャーなどの情報をそれぞれ口腔や鼻などで感じ取り、神経を伝って大脳皮質のそれぞれの感覚野に送られます (**図1-8**)。

　感覚野に送られた情報は、統合され、これら感覚情報は、扁桃体、視床下部、海馬で相互にやりとりされ「おいしい」「まずい」などの評価がされます (**図1-9**)。ヒトは、この過程で食べ物が安全かどうかを判断すると同時に唾液や胃液、膵液などの分泌も促しています。

　おいしさの評価は「味」の他に見た目、香り、歯ごたえなどが影響しますが、味は最も大きな影響があります。また、食習慣や文化的な背景、誰とどこで食べたかなどの食事の環境、本人の心理状況や身体状況などもおいしさに影響し

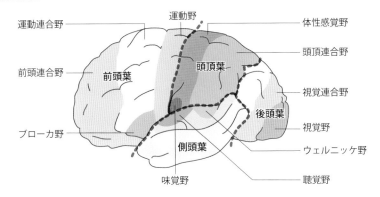

図 1-8 脳の感覚野の位置

運動連合野　運動野　体性感覚野
前頭連合野　前頭葉　頭頂葉　頭頂連合野
視覚連合野
後頭葉　視覚野
ブローカ野　側頭葉　ウェルニッケ野
味覚野　聴覚野

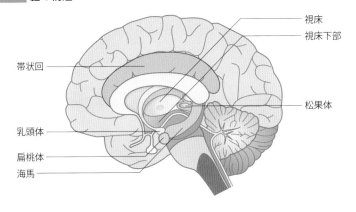

図 1-9 脳の構造

視床
視床下部
帯状回
松果体
乳頭体
扁桃体
海馬

ます。
　舌にある味蕾でキャッチされた味は、「甘味」「塩味」「酸味」「苦味」「うま味」の５つの基本味を感知します（**表1-3**）。うま味成分は大きくわけて、アミノ酸系、核酸系、有機酸系の３種類があります。アミノ酸系は、トマト、昆布、しょうゆなどに含まれるグルタミン酸、核酸系はかつお節や肉類に含まれるイノシン酸としいたけなどに含まれるグアニル酸、有機酸系は貝類や日本酒に含まれるコハク酸があります（**表1-4**）。基本味以外には、辛味、渋味、えぐ味、アルカリ味、金属味、こくなどがあります（**表1-5**）。基本味以外の味は味蕾ではなく別の器官が感じているものです。例えば、辛味は、味蕾近くの神経に痛みに近い刺激と

表 1-3　5つの基本味

味	味の元になる物質
甘味	糖類(ブドウ糖、果糖、麦芽糖)
塩味	ミネラル類(食塩など)
酸味	酸類(酢酸、クエン酸、乳酸など)
苦味	カフェイン、テオブロミンなど
うま味	グルタミン酸など

表 1-4　うま味成分の種類

分類	成分名	主な食品
アミノ酸系	グルタミン酸	昆布、しょうゆ、トマト、玉露
核酸系	イノシン酸	かつお節、豚肉、牛肉、鶏肉
	グアニル酸	しいたけ、えのきたけ
有機酸系	コハク酸	貝類、日本酒

表 1-5　その他の味成分

味	味の元になる物質
辛味	カプサイシン、ピペリン(こしょう)、ジンゲロン(しょうが)など
渋味	タンニン、カテキンなど
えぐ味	ホモゲンチジン酸(たけのこ、さといも、ほうれん草など)、シュウ酸など

して認識されます。

　ヒトの味蕾は、出生時から味を感じる能力が備わっており、生後3～9か月で味を感じる能力を獲得すると考えられています。味蕾は舌だけでなく、口の中の粘膜にも分布しており、その数は乳児が最も多く加齢と共に減少します。乳児期は、味の感受性が最も鋭敏な時期であり、高齢になるとやや低下する傾向にありますが、個人差が顕著であるという特徴があります。

時間栄養学

　時間栄養学は、栄養学の「何を、どれだけ食べるのか」に加えて「いつ食べるのか」という概念を取り入れた考え方です。ヒトの体は、独自の1日の生体リズム

を持っています。生体リズムを保つのに食事の時間は重要な役割を持っているのです。

(1)日周リズム

ヒトの体内には、気温や生活環境の変化などによる外的環境変化に順応する形で徐々に形成されてきた体内リズムが備わっています。体内リズムは、睡眠や体温、血圧などを周期的に変動させるしくみで、1日周期の概日リズム（サーカディアンリズム）があり、このリズムが乱れると代謝が狂い、健康にも影響があることが明らかになりつつあります。

概日リズムは、体内時計（生物時計）によって保たれています。体内時計は、生物体内で時間の変化を測定する機構のことで、中枢時計と末梢時計があります。中枢時計は脳の視床下部にある視交叉上核に存在し、時計遺伝子の働きで25時間周期の体内リズムが形成されます。時計遺伝子は睡眠や体温、いくつかのホルモンを支配しています。

代表的なものに副腎皮質ステロイドホルモンであるコルチゾールと松果体から分泌されるメラトニンというホルモンがあります。コルチゾールは、起床前に分泌が高まり日中は多く、夜間に少なくなります。一方、メラトニンは、夜間に分泌量が最も多くなります。

中枢時計は、朝目覚めた時の強い太陽光によって24時間周期にリセットされます。視交叉上核は、気温、騒音、食事、メラトニンなどのホルモンの影響を受けています。末梢時計は、中枢時計からの指令によりリセットされますが、同時に朝食からのエネルギーも必要です。このため、朝食を抜くと末梢時計がうまく働かずエネルギー消費量が減少し肥満などの生活習慣病につながることも分かってきています。また、心筋梗塞や心不全、脳内出血、脳梗塞は、午前中に発症頻度が高く、このようないくつかの疾病は起こるタイミングが1日のうちで相違します。さらに、骨がカルシウムを蓄積する時間帯は夕方以降であることが分かってきました。

? 用語解説　**コルチゾール**：副腎皮質から分泌されるホルモンの一つで、糖新生（肝臓）、たんぱく質代謝（筋肉）、脂肪の分解などの代謝の促進（脂肪組織）、抗炎症、免疫抑制などの働きがあり、ストレスを受けると分泌が増える。
メラトニン：季節のリズムや概日リズム（サーカディアンリズム）の調節作用をもつホルモン。弱い催眠作用がある。

(2) 朝食と子ども

　前日の食事から長時間の空腹を経た後に食べる朝食は、1日24時間のリズムを整えることにつながります。特に成長期の子どもにとって、朝食は非常に重要です。「全国体力・運動能力、運動習慣等調査」（スポーツ庁）では、朝食を毎日摂取する子どもに比べて食べない子どもでは、肥満が多く、運動能力も低いと報告されています。また「全国学力・学習状況調査」（文部科学省）において毎日朝食を食べている子どもは、学力テストの点数が高いことが示されています。

　朝食を欠食すると、午前中の血糖値は低下し、体温が低くなり、脳の働きやエネルギー産生の量が低下します。エネルギーを補給するために糖新生反応による筋肉たんぱく質の分解と体力低下が引き起こされ、さらに昼食や夕食の量が増えることで血糖値の急上昇や脂肪合成促進が亢進すると考えられます。

第 **2** 章

遺伝子と栄養

学習のポイント

ヒトは一人ひとり違う遺伝子を持ち、その違いは体質となって表れます。遺伝子のしくみを理解し、どのような遺伝子が生活習慣病と関連があるのか、また体細胞遺伝子の変異（がん）について基礎的なことを学びます。

- 遺伝子とは何かについて理解する。
- たんぱく質の合成と遺伝子発現の個人差について理解する。
- 生活習慣病と関連する遺伝子多型を理解する。
- 遺伝子変異によってどのような影響があるのかを理解する。
- 体細胞遺伝子の変異（がん）のプロセスについて理解する。

遺伝子と栄養

遺伝子とは

遺伝子とは、DNA (デオキシリボ核酸) によって伝えられるたんぱく質を合成するために必要な情報のことです。

ヒトの体は37兆個の細胞でできているとされています。1個の受精卵が細胞分裂によって2個、4個、8個、16個、32個と増え、ヒトの体が作られていきます。細胞が分裂するときに同じDNAが複製されるため、細胞はすべて同じDNAを持つことになります。

DNAは、五炭糖、リン酸と4種類の塩基が結びついた核酸の構成単位であるヌクレオチドがいくつも連結して1本の長い鎖となり、この鎖2本が対になり二重らせん構造になっています。ヌクレオチドの4種類の塩基配列の組み合わせによってさまざまな遺伝情報が伝えられているのです (**図2-1**)。その鎖は、ヒストンというたんぱく質に巻かれて折りたたまれ、染色体を構成しています。ヒトは染色体を46本持っており、その染色体は、父親と母親から受け継いだ染色体が対になっているため全部で23対の染色体を持っています。

ヒトとして必要な遺伝情報はDNAに存在し、こうしたヒトの全遺伝情報をゲノムといいます。ヒトゲノムの99.9%は万人に共通のものであり、残りの0.1%の違いが個人差となります。

図 2-1 **DNAの構造**

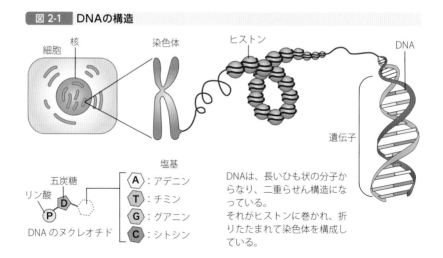

DNAは、長いひも状の分子からなり、二重らせん構造になっている。
それがヒストンに巻かれ、折りたたまれて染色体を構成している。

塩基
- Ａ：アデニン
- Ｔ：チミン
- Ｇ：グアニン
- Ｃ：シトシン

たんぱく質の合成

　たんぱく質の合成は、遺伝子から転写（mRNA生成）、翻訳などの各プロセスを経て行われます。遺伝子から転写されたmRNAの遺伝情報をもとにさまざまなたんぱく質が合成されることを遺伝子発現といいます。遺伝子発現では、それぞれの細胞の機能に必要なたんぱく質を必要な時に必要なだけ作るように調節されています。

　体を構成する細胞はすべて同じゲノムを持ちますが、発現している遺伝子の組み合わせを変えることで、肝臓、筋肉、脂肪など異なる細胞となり、体の部位によって細胞の機能が異なります。

　なお、遺伝子を構成するDNA配列のうち、転写後にmRNAなどに相当する部分をエキソン、転写後に切り取られ除かれる部分をイントロンといい、エキソンは全ゲノムの2％ほどしかありません。

　遺伝子発現には個人差があり、遺伝子のわずかな差が合成されるたんぱく質の量や生理機能の個人の差となって表れます。遺伝子の発現量は、エピジェネティクスによって調節されています。このような差は、個々人の太りやすい、血圧が上がりやすいなどといった体質の違いに影響していると考えられます。

図 2-2　たんぱく質合成のプロセス

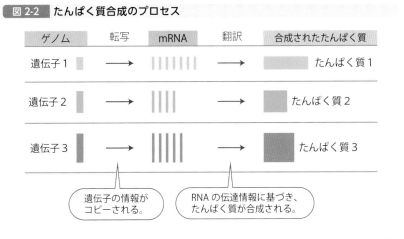

⚠️ 重要語句

mRNA：メッセンジャーRNA。メッセンジャーリボ核酸とも呼ばれる。たんぱく質を合成する過程で塩基配列を写し取る。

また、摂取した栄養素は、代謝に関わるたんぱく質合成の調節に関与し、直接遺伝子発現に関わる場合もあります。例えば、ビタミンAやD、鉄などは細胞核内に入り込み、核内受容体と結合して直接遺伝子に作用してたんぱく質を合成させます。

遺伝子変異による影響

　遺伝子がさまざまな病気や生活習慣病に関与していることが分かってきています（**表2-1**）

(1) 生活習慣病と一塩基多型

　遺伝子変異とは、遺伝子を構成するDNAの塩基配列が、その他大勢の人と異なる部分を指します。遺伝子変異の大きさは、1塩基の違いから複数の遺伝子を含む違いまで、さまざまです。

　ヒトのDNAにはおよそ30億個の塩基対があり、同じ部分の塩基配列の違いが集団の1％以上の頻度で発生する場合を遺伝子多型といいます。遺伝子多型は、DNAの正常な変化と見なされます。1つの塩基の違いによって起こる遺伝子多型を一塩基多型(single nucleotide polymorphism)といい、頭文字をとってSNP（スニップ）といいます。

　ヒトゲノムの中には、500〜1000塩基対ごとに全ゲノム上に数百万か所のSNPが存在し、これらSNPは個人の体格や体質に関与するとされています。

●脱共役たんぱく質(UCP3)遺伝子

　脱共役たんぱく質は、全身の筋肉や褐色脂肪細胞に存在し、エネルギーを熱に変換するたんぱく質です。このため、UCP3遺伝子に変異がある場合、変異

表 2-1　生活習慣病に関わる主な遺伝子

	遺伝子の名称
肥満に関わる遺伝子	レプチン受容体遺伝子、β3アドレナリン受容体遺伝子、UCP3（脱共役たんぱく質）遺伝子など
糖尿病に関わる遺伝子	インスリン受容体遺伝子など
脂質異常症に関わる遺伝子	LDL受容体遺伝子、リポたんぱく質リパーゼ遺伝子、アポたんぱく質E遺伝子など
高血圧症に関わる遺伝子	アンジオテンシノーゲン遺伝子

がない人に比べて体が冷えやすく、太りやすくなります。

● β3アドレナリン受容体遺伝子

　β3アドレナリン受容体は、カテコールアミンと結合し、脂肪細胞に蓄積された脂肪の分解を促進します。しかし、β3アドレナリン受容体遺伝子に変異があるとカテコールアミンの作用が脂肪細胞に伝達されず、正常の人に比べてエネルギー消費が少なくなり肥満になりやすくなります。このため、β3アドレナリン受容体遺伝子は、節約（倹約）遺伝子ともいわれ、食物が安定して摂取できない環境において少ないエネルギー量で生存することができる利点がありました。

　しかし、現在のような飽食の時代においては肥満や糖尿病発症リスクのひとつとなっています。日本人においては、約3分の1の人がこの変異を持っているとされています。

● レプチン受容体遺伝子

　レプチンは脂肪細胞から分泌され、食欲を抑制しエネルギー消費を高めます。肥満症の人は、レプチン遺伝子又はレプチン受容体遺伝子に変異があり、レプチン抵抗性が生じていると考えられます 。

● アンジオテンシノーゲン遺伝子

　高血圧症は、心筋梗塞や脳卒中の危険因子に加え、食塩やアルコールの過剰摂取などによって発症します。アンジオテンシノーゲン遺伝子は、血圧上昇に関与するたんぱく質です。この遺伝子多型を持つ人は、高血圧を発症しやすいとされています。

● ALDH2（アルデヒド脱水素酵素）遺伝子

　ALDH2は、摂取したアルコールからできたアセトアルデヒドを分解する作用があります。ALDH2遺伝子に変異があるとアセトアルデヒドを速やかに分解できないため、この遺伝子型によってお酒に強い、弱いが決まります。ALDH2遺伝子に変異があり活性が弱いとあまり飲めない人、不活性の場合は全く飲めない人となります。

？用語解説　カテコールアミン：：カテコールの側鎖にアミノ基が結合した化合物の総称。ドーパミン、アドレナリン、ノルアドレナリンなどがあります。

● メチレンテトラヒドロ葉酸還元酵素遺伝子

メチレンテトラヒドロ葉酸還元酵素遺伝子の変異型をもつ場合、葉酸の欠乏に陥りやすくなります。日本人の約15％は変異型とされており、その場合、葉酸欠乏による動脈硬化や認知症を起こすリスクが高くなると考えられます。特異型の場合であっても、葉酸摂取量を増やすことで血中の葉酸濃度を健康なレベルに保つことができます。

（2）エピジェネティクスとは

DNAの塩基配列の変化がなくても遺伝子の発現が変化する場合があり、このしくみをエピジェネティクスと言います。

エピジェネティクスは、DNAのメチル化、ヒストンの修飾などDNAの修飾が変化した状態をいい、こうした変化は細胞のおかれた環境によって、遺伝子の働きがオンオフとなったり、あるいは中間くらいの働きになるなど変化します。

エピジェネティクスは、食事や運動といった生活習慣にも影響を受けると考えられています。

遺伝子の変異（がん）

がんは、体細胞遺伝子の変異による細胞の異常増殖です。細胞内の損傷したDNAが間違った遺伝情報を出し、その情報に基づいてつくられた異常細胞が増殖を繰り返すことで生じます。発がんのプロセスは、イニシエーション→プロモーション→プログレッションの3つの段階があります。

● イニシエーション

活性酸素や発がん物質、たばこの煙などのイニシエーターによって細胞膜に変異が起こり、他の細胞と形態が異なった異形細胞が生じる段階です。生じたがん細胞を消去するがん抑制遺伝子の活性は低下します。

なお、発がん物質ではありませんが栄養素の過剰摂取もがん発生につながります。脂質過剰は大腸がん、乳がん、膵臓がん、アルコール過剰は肝臓がん、食塩過剰は胃がんの発症に関与します。このため、脂質、アルコール、食塩な

重要語句
活性酸素：普通の酸素分子よりも活性化された状態の酸素分子とその関連物質をいいます。体内の免疫機能や感染防御に重要な役割を果たす他、生理活性物質としても利用されていますが、過剰になると細胞を攻撃するため、体内には抗酸化防御機構が備わっています。

どの過剰摂取を避け、バランスのよい食生活を心掛けることが大切です。

● プロモーション

異形細胞が分裂を開始し、がん細胞が増える段階です。この段階までは可逆反応(両方向の反応がともに起こる反応)であるため、抵抗力や免疫力があれば異形細胞まで戻ることができます。プロモーションを促進する物質はプロモーターといい、エストロゲン、胆汁酸、サッカリン、殺虫剤(DDTやBHC)などにプロモーターの作用があります。

一方、ビタミンE、カロテノイド、カテキンなどは細胞膜を丈夫に保つことでプロモーターの働きを抑制します。

● プログレッション

早期がんとして発見されることが多い段階です。がんの悪性度が増し、染色体異常やがん細胞を無限に増殖させる作用のある酵素(テロメラーゼ)の発現がみられます。

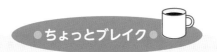

● ちょっとブレイク ●

DNAは、細胞内の核だけではなく、ミトコンドリアというエネルギーを産生する細胞小器官にも存在します。

ミトコンドリアDNAは、核DNAとは異なっている点があります。

核DNAは両親から伝わりますが、ミトコンドリアDNAはすべて母親から伝わります。受精の時に父由来のミトコンドリアは消滅し、受精卵には母由来のミトコンドリアしか受け継がれないためです。人類共通の祖先がどこにいたのかが世界各地の女性のミトコンドリアDNAの配列を元に検討され、20万年前のアフリカに住んでいた一人の女性のミトコンドリアDNAを引き継いでいることが分かりました。その女性は「ミトコンドリア・イブ」と呼ばれています。

用語解説

テロメラーゼ:核膜に包まれた核を持つ細胞の染色体末端(テロメア)部分に塩基を付け加える反応を触媒する酵素のこと。ほとんどのがん細胞に含まれており、がん細胞を無限に増殖させる作用があります。

第 **3** 章

栄養素の 種類と働き

栄養素と食物の関係を理解し、大まかな栄養素の種類とその働きについて学びます。

- ●栄養素の種類について理解する。
- ●食物と栄養素の関係について理解する。
- ●各栄養素の主な働きについて理解する。

栄養素の種類と働き

栄養素と食物の関係

　栄養素には、炭水化物(糖質)、脂質、たんぱく質、ビタミン、ミネラルの5つがあり、食物繊維、水なども栄養素と考えます。また、これら以外に機能性成分やポリフェノール類、カロテノイド類、ビタミン様物質などのフィトケミカルと呼ばれる成分があります。こうした栄養素はヒトが摂取する食物に含まれています。食物には多くの場合、複数の栄養素が含まれており、ヒトは食物を食事として摂取することで必要な栄養素を体内に取り込んでいます(**表3-1**)。

　例えば穀類には、糖質、脂質、たんぱく質、ビタミン、ミネラル、食物繊維、水などの栄養素が含まれています。それぞれの栄養素は、ヒトの体の中でさまざまな働きをしています。糖質はエネルギーとなり、脂質はエネルギーや生体膜の構成成分となるほか、脂溶性ビタミンの吸収を助けるなどの働きをします。また、たんぱく質は筋肉や血液などの成分になったり、エネルギーとしても使われます。

　このように、ヒトは食物を食べることで複数の栄養素を摂取し、体内のさまざまな働きを支えています。

| 表 3-1 | 各栄養素が含まれる主な食品群 |

栄養素と成分		主に含まれる食品群
炭水化物	糖質	穀類、いも類、豆類、果実類、砂糖
	食物繊維	穀類、いも類、豆類、野菜類、果実類、きのこ類
脂質		油脂、肉類、魚類、乳・乳製品
たんぱく質		肉類、魚類、卵類、豆類、乳・乳製品
ビタミン		肉類、魚類、卵類、果実類、野菜類、いも類
ミネラル		乳・乳製品、貝類、藻類、野菜類
フィトケミカル		野菜類、果物類、豆類

各栄養素の主な働き

(1)炭水化物

　炭水化物には糖質と食物繊維が含まれています。糖質は、体内で分解されてブドウ糖になり、エネルギーとして使われます。食物繊維は、ヒトはほぼ吸収できない炭水化物です。腸内環境を整えたり、腸内の余分なものを吸着して排泄します。

(2)脂質

　細胞膜やホルモン、体脂肪を構成する成分です。エネルギーとしても利用されます。

(3)たんぱく質

　筋肉などの体を構成する成分になる他、酵素やホルモン、血液成分、遺伝子、免疫物質、神経伝達物質などもたんぱく質から作られます。また、エネルギーとしても利用されます。

(4)ビタミン

　ビタミンは、さまざまな身体機能の維持・調節に必須の成分です。生理機能の維持やコントロール、エネルギーの利用や身体組織を作るために使われます。ビタミンは水に溶ける水溶性ビタミンと油脂に溶ける脂溶性ビタミンがあり、水溶性は、過剰に摂取しても排泄されやすいという特徴があります。脂溶性は、体脂肪部分に蓄積されるため、過剰摂取には注意が必要です。

(5)ミネラル

　体を構成する材料になる他、ヘモグロビン、核酸、酵素、ホルモン、生理活性物質などの構成成分であり、浸透圧の調節、体液pHの維持など重要な生理作用を担っています。

表 3-2 栄養素の主な働き

栄養素			主な働き
炭水化物	糖質		エネルギーとなる
	食物繊維		腸内環境を整える、血糖値、コレステロール値の低下
脂質			エネルギーとなる、生体膜の構成成分となる、脂溶性ビタミンの補給を助ける、ホルモンや胆汁酸などの材料になる
たんぱく質			筋肉や血液などの成分、エネルギーとなる
ビタミン	脂溶性ビタミン	ビタミンA	目、皮膚、粘膜の健康維持
		ビタミンD	カルシウムの吸収を助ける、丈夫な骨や歯の形成、血液や筋肉のカルシウム濃度の調整
		ビタミンE	抗酸化作用、生殖機能の維持
		ビタミンK	血液凝固、骨の形成を助ける
	水溶性ビタミン	ビタミンB群 ビタミンB$_1$	糖質などの代謝の補酵素となる、神経機能の維持
		ビタミンB$_2$	糖質、脂質、たんぱく質の代謝を助ける、皮膚や粘膜の機能を維持する
		ビタミンB$_6$	たんぱく質の代謝を助ける、神経伝達物質の合成に関わる
		ビタミンB$_{12}$	正常な赤血球をつくる、神経細胞の機能を維持する
		ナイアシン	糖質や脂質のエネルギー利用時の酵素の働きを助ける
		パントテン酸	エネルギーの産生に関与する
		葉酸	DNA、およびRNA合成、赤血球の生成を助ける
		ビオチン	糖質、たんぱく質、脂質の代謝を助ける
		ビタミンC	老化や動脈硬化を予防する、副腎ホルモンの合成を助ける、コラーゲンの生成に必要な成分、鉄の吸収を促進する
ミネラル	多量ミネラル	カルシウム	骨や歯の構成成分、ホルモンの分泌や筋肉の収縮、神経伝達に関与
		リン	歯や骨の形成、エネルギー生成に関わる
		マグネシウム	骨の構成成分、酵素の活性化に関与する
		ナトリウム	血圧の上昇、体液のpHの調整に関与する
		カリウム	食塩の排泄、筋肉の収縮のサポート、浸透圧を維持する

栄養素			主な働き
ミネラル	微量ミネラル	鉄	血中での酸素の運搬に関与する、赤血球中の構成成分
		亜鉛	細胞の形成(味覚を正常に保つ)、酵素の活性化に関与する
		銅	活性酸素の除去、鉄の代謝に働く
		マンガン	酵素の活性化、骨の代謝に関わる
		ヨウ素	甲状腺ホルモンの成分、細胞の新陳代謝を促す
		セレン	抗酸化作用
		クロム	インスリンの働きを助ける
		モリブデン	尿酸の代謝に関わる、補酵素の成分

MEMO

第 **4** 章

エネルギー代謝

ヒトは、さまざまな身体活動を行い、どのような環境でも体温はほぼ一定に保たれています。こうした働きは無意識のうちに行われ、すべてエネルギーが必要になります。エネルギーの代謝と摂取するエネルギー量、消費するエネルギー量について理解します。

- エネルギーの種類と生物界のエネルギーをどのように利用しているのかを理解する。
- 食品の持つエネルギーは、どのように利用されるのかを理解する。
- 食品の持つエネルギーの考え方を理解する。
- 摂取するエネルギー量のバランスの考え方について理解する。
- 基礎代謝量と安静時代謝量について理解する。
- 活動時のエネルギー消費量の計算方法について理解する。
- 食事誘発性熱産生について理解する。

第4章 エネルギー代謝

エネルギーの概念

エネルギーとは、「物理的な仕事ができる力」のことであり、体内で利用されるエネルギーには、以下の種類があります。

- 熱エネルギー　：体温の維持
- 機械エネルギー：筋収縮、体内での物質移動(能動輸送)
- 電気エネルギー：神経の刺激伝達
- 化学エネルギー：体内での物質合成

生物界のエネルギーは、植物が太陽の光エネルギーを光合成によって化学エネルギーに変換し、でんぷんという形で蓄えたものです。人間を含む動物は、食物からでんぷんを摂取し、そのでんぷんに含まれる化学エネルギーを獲得してATP(アデノシン三リン酸)の形で利用しています(**図4-1**)。

栄養学では、エネルギーの単位としてkcal(キロカロリー)が利用されます。1calは、1気圧のもとで純水1gを14.5℃から15.5℃に上げるのに必要な熱量です。1kcalは、その1000倍のエネルギー量になります。国際規約では、エネルギーの単位はジュール(J)に統一されています。

図4-1　生物界のエネルギー循環

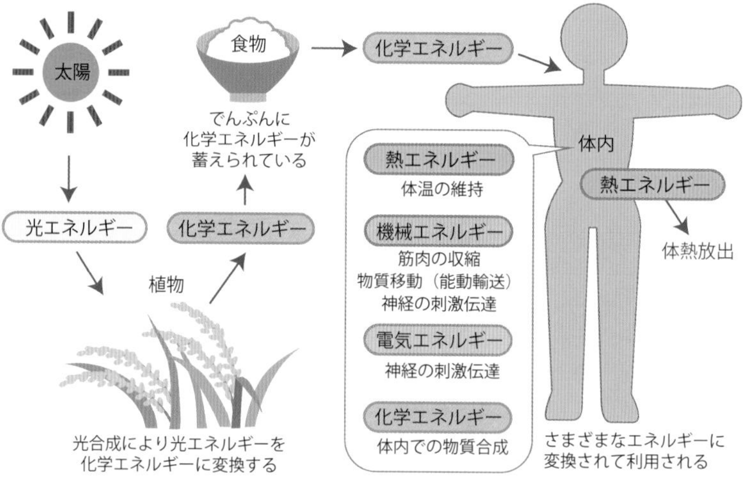

エネルギー代謝

　食品の持つエネルギーは、生体内では酵素という触媒を使って化学反応を進めることでエネルギーを産生します。この一連の反応を代謝経路といいます。エネルギー産生の中心となる経路は、糖質から取り出されるもので「解糖系」「クエン酸回路」「電子伝達系」という代謝経路をたどることでエネルギーが取り出されます。一方、糖質以外の物質 (乳酸、グリセロール、アミノ酸) からグルコースを合成する経路は「糖新生」といいます。「糖新生」の代謝経路を経て合成されたグルコースは、「クエン酸回路」「電子伝達系」を経てエネルギーとして利用されます。

物理的燃焼値と生理的燃焼値

　食品が完全に燃焼した時に生じるエネルギー量を物理的燃焼値といいます。これは、ボンブ熱量計を使って測定するもので、糖質は4.10kcal/g、脂質は9.45kcal/g、たんぱく質は5.65kcal/gのエネルギーを発します (図4-2)。

図 4-2　ボンブ熱量計

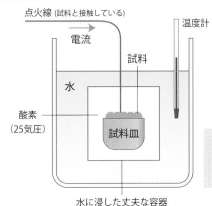

点火線 (試料と接触している)
温度計
電流
試料
水
酸素 (25気圧)
試料皿
水に浸した丈夫な容器

食品が完全に燃焼したときに発生する熱が、一定量の水の温度をどれだけ上げるかを計測して、エネルギー量を算出する。

重要語句

ジュール：エネルギーの単位。1kcalは4.18kJに相当します。国際的には、エネルギーの単位はジュール(J)に統一されています。質量1gのものを重力に逆らって1cm持ち上げるのに必要なエネルギー量をいいます。
グリセロール：アルコールの一種。グリセロールに脂肪酸が3つ結合したものをトリアシルグリセロールといい、食品中の脂肪の大部分を占める。
グルコース：でんぷんの構成単位となる糖の一種。ブドウ糖ともいいます。

糖質と脂質が実際に体内で代謝される際に発生するエネルギーは、物理的燃焼値とほぼ同じ値となりますが、たんぱく質の一部は、生体内で燃焼しきれずに尿素となって尿中に排出されます。

1gのたんぱく質から生じる尿素は、約1.25kcalのエネルギーを含むので、生体内におけるたんぱく質の燃焼値は5.65kcal/gから1.25kcal/gを差し引いた4.40kcal/gとなります。

この燃焼値をルブネルの係数といい、この数値にアトウォーターが測定した消化吸収率、糖質97%、脂質95%、たんぱく質92％を乗じたものを生理的燃焼値（アトウォーター係数）とし、糖質4kcal/g、脂質9kcal/g、たんぱく質4kcal/gとして広く利用されています。

PFCバランス

PFCバランスとは、たんぱく質(Protein)、脂質(Fat)、炭水化物(Carbohydrate)のバランスをエネルギーの比率で表したものです。エネルギー比率を求める時は、アトウォーター係数を使用し、たんぱく質と脂質のエネルギー比率を計算し、炭水化物のエネルギー比率は、100からたんぱく質エネルギー比率と脂質エネルギー比率を差し引いて計算します。

基礎代謝量と安静時代謝量

基礎代謝量は、心臓を動かす、体温を維持するなど生命維持に最低限必要なエネルギーのことをいいます。基礎代謝量は、成人男性で1日あたり約1,500kcal、成人女性で約1,200kcalほどが必要とされています。安静時代謝量は、横になる、あるいは座った状態で必要となるエネルギーで、基礎代謝量の約10～20％増しとなるとされています。

活動代謝量

活動代謝量は、仕事や家事、運動などの日常生活の身体活動によって亢進されるエネルギー代謝量のことをいいます。身体活動には、通勤・通学のための

歩行、階段の昇降、掃除や洗濯などの家事、仕事、介護などの「生活活動」によるものと、速歩、ジョギング、テニス、ストレッチなどの「運動」によるものがあります。1日のエネルギー消費量は、基礎代謝量、安静時代謝量、食事誘発性体熱産生、活動代謝量などから構成されます。

(1) 活動時のエネルギー消費量の算定

　身体活動時のエネルギー代謝量が安静時のエネルギー代謝の何倍にあたるかを示した身体活動の強度を表す単位をメッツ（METs）といいます。身体活動の強度は、「1分間に体に取り込まれる酸素の量」によって評価されるため、安静に座っている時の酸素必要量（3.5ml/kg/分）を1メッツとし、以下の式でエネルギー消費量を計算します。

　エネルギー消費量（kcal）＝メッツ×時間×体重（kg）×1.05

　例えば、体重60kgの人が30分普通に歩いた場合
　3（メッツ）× 0.5（時間）× 60（kg）× 1.05 ＝ 94.5 kcal
　と計算できます。

(2) 食事誘発性体熱産生

　食後にエネルギー代謝が亢進し、体温が上昇する現象を食事誘発性体熱産生といいます。食事誘発性体熱産生は、食後まもなく発現し、約1時間後に最も高まり、その後5〜10時間かけて徐々に低下します。

　食事誘発性体熱産生によるエネルギー消費量は栄養素によって異なり、たんぱく質だけを摂取した場合には、エネルギー摂取量の約30％にもなりますが、糖質は約6％、脂質は約4％、混合食の場合は約8〜10％程度です。たんぱく質の食事誘発性体熱産生が高いのは、たんぱく質の合成・分解にエネルギーを多く使うためです。

(3) 臓器別安静時エネルギー代謝量

　臓器別の安静時エネルギー代謝量は、次ページの**表4-2**のとおりです。筋肉、肝臓、脳が約20％ずつ消費しています。1kgあたりの消費エネルギーで見ると、脂肪組織が、5kcal/kg/日と最も消費量が少なくなっています。

| 表 4-1 | 活動別メッツ表 |

メッツ	身体活動の例
1	横になって静かにテレビを観る、睡眠
1.3	横になって静かにする：何もしない、覚醒状態でベッドで横になっている、音楽観賞する(会話や読書はしない)、座って静かにテレビを見る
1.5	入浴(座位)、食事をする(座位)
1.8	立位(会話、電話、読書)、
2.0	会話をしながら食事をする、立位、身支度をする
2.3	ゆっくり歩く、ストレッチ
2.5	目的地まで歩く、自動車の運転
3.0	毎時4kmで歩く、ピラティス、犬の散歩
3.3	調理、皿洗い、掃除
3.5	散歩、階段を下りる
3.8	掃き掃除、ボウリング
4.0	通勤や通学、洗濯物を干す、卓球、バレーボール、ゆっくり階段を上る
4.3	運動目的で歩く
4.5	床みがき
4.8	ゴルフ
5.0	スクワット、芝刈り、ソフトボール、野球
5.3	平泳ぎ
5.5	社交ダンス、バドミントン
6.5	バスケットボール
6.8	通勤で自転車にのる、エアロビクス、水中運動
7.0	ジョギング、スキー、スケート
7.3	テニス
7.5	雪かき
7.8	ボクシング
8.3	ラグビー、クロール
8.8	速く階段を上る
10.0	サッカー(試合)
13.3	クロスカントリー、スピードスケート

国立健康・栄養研究所「改訂版　身体活動のメッツ(METs)表」2012年より抜粋

| 表 4-2 | 臓器別安静時エネルギー代謝量 |

組織・臓器名	重量(kg)	安静時エネルギー代謝量		比率(%)
		kcal/kg/日	kcal/日	
筋肉	28	13	368	22
肝臓	1.8	201	361	21
脂肪組織	15	5	68	4
脳	1.4	241	337	20
心臓	0.33	442	146	9
腎臓	0.31	442	137	8
その他	23.16	12	277	16
全身	70	24	1,694	100

※体重70kgで体脂肪率約20%の男性の場合

資料：Gallagher,D.et al.,1998

第4章 エネルギー代謝

MEMO

第 **5** 章

食品の
成分と表示

食品成分表に記載されている成分とその見方、加工食品などの栄養
成分表示、保健機能食品について学びます。

- 日本食品標準成分表について理解する。
- 栄養成分表示について理解する。
- 保健機能食品(特定保健用食品、栄養機能食品、機能性表示食品)
  について理解する。
- 特別用途食品について理解する。

食品の成分と表示

食品成分表

食品成分表は、正式名称を「日本食品標準成分表」といい、文部科学省科学技術・学術審議会資源調査分科会が作成しています。「日本食品標準成分表2020年版（第八訂）」では、七訂追補（2016年〜2019年）の検討結果を反映し、2,478食品が収載されています。掲載されている成分値は、食品が採れる季節や地域、部位、状態によっても差があるため、標準的な成分値となっています。

食品成分表には、次のような項目が記載されています。

●廃棄率と可食部

廃棄率は、通常の食習慣において廃棄される部分を食品全体あるいは購入形態に対する重量の割合（%）で示したものです。廃棄部分を除いた部分を可食部といい、食品成分表の成分値は、可食部100gあたりの数値が記載されています。

●成分項目

掲載されている成分項目は、エネルギー、水分、たんぱく質、アミノ酸組成によるたんぱく質、脂質、トリアシルグリセロール当量、脂肪酸、コレステロール、炭水化物、単糖当量、食物繊維、灰分、ミネラル、ビタミン、食塩相当量です。

●重量変化率

調理によって変化する食品の重量を調理前と比べて表したものです。

●成分値

各食品の成分値は、文献等により含まれていないと推定されるものは、未測定として「−」と表示されます。微量（最小記載量の10分の1以上10分の5未満）である場合は、「Tr」と表示され、原則として最小記載量の10分の1未満または検出されなかった場合は「0」と表示されます。

栄養成分表示

国民の健康の維持・増進を目的として、栄養成分の量が分かるように、加工食品は食品表示法により栄養成分表示が義務化されています。表示が義務付け

られている項目は、熱量、たんぱく質、脂質、炭水化物、食塩相当量の５項目で、100gや１食分などの１単位ごとの含有量を表示します。この他に飽和脂肪酸と食物繊維は表示が推奨される成分となっています。任意表示成分としては、ミネラル、ビタミン、n-3系脂肪酸、n-6系脂肪酸、コレステロール、糖質及び糖類があります（**図5-1**）。

保健機能食品

　生体の防御、体内リズムの調節、老化抑制、疾病の予防に関わる生体調節機能を持つ成分を機能性成分といいますが、この成分を効率よく摂取できるように加工した食品を機能性食品といい、さらに一定の規格を満たしたものを保健機能食品といいます。保健機能食品には、特定保健用食品（トクホ）、栄養機能食品、機能性表示食品の３種類があります。これらは、あくまでも食品として摂取するものであるため、医薬品のように「効く」「治る」といった表現はできません。食事は主食、主菜、副菜を揃えたバランスのよいものとすることが基本であり、

図 5-1　栄養成分表示の例

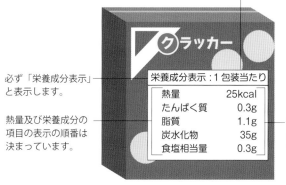

食品単位は、100g、100ml、１食分、１包装、その他の１単位のいずれかを表示します。

必ず「栄養成分表示」と表示します。

熱量及び栄養成分の項目の表示の順番は決まっています。

栄養成分表示：１包装当たり	
熱量	25kcal
たんぱく質	0.3g
脂質	1.1g
炭水化物	35g
食塩相当量	0.3g

表示される値は分析のほか、計算などによって求めた値を表示することが可能です。

用語解説

糖質及び糖類：栄養成分表示における糖質は、食品の質量からたんぱく質、脂質、食物繊維、灰分及び水分を除いて算出し、糖類は、単糖類または二糖類であって糖アルコールでないものを指す。

保健機能食品は補助的に摂取するものであることに注意が必要です。一般に健康食品や健康補助食品などの名称で販売されているものは法律上の定義はなく、広く健康の保持増進に資する食品として販売・利用されるもの全般をいいます。

(1) 特定保健用食品(トクホ)

機能性食品の中でも、健康の維持増進に役立つことが科学的根拠に基づいて認められ、例えば「コレステロールの吸収を抑える」などの表示が許可されている食品です。表示されている効果や安全性は国が審査を行い、食品ごとに消費者庁長官が許可しています。特定保健用食品(トクホ)として認可された場合、その食品の栄養成分含有量のほかに「保健用途」と「栄養成分機能」を表示することができます(図5-2)。

(2) 栄養機能食品

栄養機能食品は、1日に必要な栄養成分 (ビタミン、ミネラルなど)が不足しがちな場合、その補給・補完のために利用できる食品をいいます。ビタミンやミネラルなど20種類(2020年2月現在)について国の規格基準を満たしていれば、国が定めた栄養成分の機能を表示することができるものです。基準にあっていればよく、許可申請、届出は必要ありません。なお、栄養成分の機能だけではなく、注意喚起の表示も必要になります。

(3) 機能性表示食品

機能性表示食品は、事業者の責任において、科学的根拠に基づいた機能性を表示したものをいいます。販売前に安全性及び機能性の根拠に関する情報など

図 5-2 特定保健用食品マーク

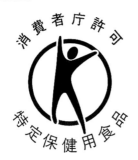

図 5-3 特別用途食品マーク

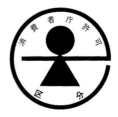

備考：区分欄には、乳児用食品にあっては「乳児用食品」と、妊産婦用食品にあっては「妊産婦用食品」と、病者用食品にあっては「病者用食品」と、その他の特別の用途に適する食品にあっては、当該特別の用途を記載。

を消費者庁長官へ届け出たものが対象になります。商品には、消費者庁長官に届け出た機能性の内容について、保健の目的が期待できる内容が表示できます。

特別用途食品

　乳児、幼児、妊産婦、病者等の発育または健康の保持もしくは回復用に供することが適当な旨を医学的、栄養学的表現で記載し、かつ用途を限定したものをいいます。具体的には、病者用食品、妊産婦・授乳婦用粉乳、乳児用調整粉乳、えん下困難者用食品などがあり、個別に許可され、許可証票がつけられています（図5-3）。

MEMO

4　級

第 6 章

バランスのよい
食べ方

学習のポイント

バランスよく食べる方法について、「食生活指針」、「日本人の食事
摂取基準」、「食事バランスガイド」のほか、献立でバランスをとる
考え方、食品を分類してバランスをとる考え方について学びます。

- 食生活指針について理解する。
- 「日本人の食事摂取基準」の主な指標について理解する。
- エネルギー産生栄養素バランスを理解する。
- 食事バランスガイドの単位や考え方、献立でバランスをとる方法
  を理解する。
- 3色食品群、6つの食品群など、食品を分類してバランスをとる
  方法を理解する。
- 4つの食品群（四群点数法）について考え方と、各群のとり方を理
  解する。
- 油脂と調味料のエネルギーと食塩量について理解する。

バランスのよい食べ方

食生活指針

　「食生活指針」は、平成12年3月に、当時の文部省、厚生省及び農林水産省が連携して作成したものです。その後、平成17年に食育基本法が制定され、平成25年度からは10年計画の国民健康づくり運動「健康日本21（第二次）」の開始などがあったことから平成28年（2016年）に改定されています（**表6-1**）。

　がん、心臓病、脳卒中、糖尿病などの病気は、食事、運動などの生活習慣と関連があります。そのため食生活指針は、食生活の改善など生活習慣を見直すことで疾病の発症そのものを予防する「一次予防」の推進と合併症の発症や症状の進展を防ぐ「重症化予防」などを目的として作成されました。

　食生活指針では、日々の食生活についての具体的な指針が示されています。具体的な内容を確認し、実践していくことでバランスよく食べることにつながります。

食事摂取基準

（1）食事摂取基準とは

　「日本人の食事摂取基準」は、厚生労働省が定めているもので、国民の健康の保持・増進、生活習慣病の発症予防・重症化予防、高齢者の低栄養予防・フレイル予防を目的に、エネルギーや各栄養素の摂取量の基準を示したものです。対象は、健康な個人及び健康な者を中心として構成されている集団で、生活習慣病等に関する危険因子を有していたり、高齢者においてフレイルに関する危険因子を有していても、概ね自立した日常生活を営んでいる者及びこのような者を中心として構成される集団は含むものとしています。保健所、保健センター、民間で行う栄養指導などに用いられ、2020年4月から5年間、現在の2020年版を使用します。

（2）指標

　食事摂取基準では、5つの指標を策定しています。

　摂取不足の回避を目的とした「推定平均必要量」、推定平均必要量を補助する目的として「推奨量」、十分な科学的根拠が得られず推定平均必要量と推奨量が

表 6-1 食生活指針	
食事を楽しみましょう。	● 毎日の食事で、健康寿命をのばしましょう。 ● おいしい食事を、味わいながらゆっくりよくかんで食べましょう。 ● 家族の団らんや人との交流を大切に、また、食事づくりに参加しましょう。
1日の食事のリズムから、健やかな生活リズムを。	● 朝食で、いきいきした1日を始めましょう。 ● 夜食や間食はとりすぎないようにしましょう。 ● 飲酒はほどほどにしましょう。
適度な運動とバランスのよい食事で、適正体重の維持を。	● 普段から体重を量り、食事量に気をつけましょう。 ● 普段から意識して身体を動かすようにしましょう。 ● 無理な減量はやめましょう。 ● 特に若年女性のやせ、高齢者の低栄養にも気をつけましょう。
主食、主菜、副菜を基本に、食事のバランスを。	● 多様な食品を組み合わせましょう。 ● 調理方法が偏らないようにしましょう。 ● 手作りと外食や加工食品・調理食品を上手に組み合わせましょう。
ごはんなどの穀類をしっかりと。	● 穀類を毎食とって、糖質からのエネルギー摂取を適正に保ちましょう。 ● 日本の気候・風土に適している米などの穀類を利用しましょう。
野菜・果物、牛乳・乳製品、豆類、魚なども組み合わせて。	● たっぷり野菜と毎日の果物で、ビタミン、ミネラル、食物繊維をとりましょう。 ● 牛乳・乳製品、緑黄色野菜、豆類、小魚などで、カルシウムを十分にとりましょう。
食塩は控えめに、脂肪は質と量を考えて。	● 食塩の多い食品や料理を控えめにしましょう。食塩摂取量の目標値は、男性で1日7.5g未満、女性で6.5g未満*とされています。 ● 動物、植物、魚由来の脂肪をバランスよくとりましょう。 ● 栄養成分表示を見て、食品や外食を選ぶ習慣を身につけましょう。
日本の食文化や地域の産物を活かし、郷土の味の継承を。	● 「和食」をはじめとした日本の食文化を大切にして、日々の食生活に活かしましょう。 ● 地域の産物や旬の素材を使うとともに、行事食を取り入れながら、自然の恵みや四季の変化を楽しみましょう。 ● 食材に関する知識や調理技術を身につけましょう。 ● 地域や家庭で受け継がれてきた料理や作法を伝えていきましょう。
食料資源を大切に、無駄や廃棄の少ない食生活を。	● まだ食べられるのに廃棄されている食品ロスを減らしましょう。 ● 調理や保存を上手にして、食べ残しのない適量を心がけましょう。 ● 賞味期限や消費期限を考えて利用しましょう。
「食」に関する理解を深め、食生活を見直してみましょう。	● 子供のころから、食生活を大切にしましょう。 ● 家庭や学校、地域で、食品の安全性を含めた「食」に関する知識や理解を深め、望ましい習慣を身につけましょう。 ● 家族や仲間と、食生活を考えたり、話し合ったりしてみましょう。 ● 自分たちの健康目標をつくり、よりよい食生活を目指しましょう。

メモ

＊食塩摂取量の数値は、「日本人の食事摂取基準」2020年版の目標値です。

第6章 バランスのよい食べ方

図 6-1　食事摂取基準の各指標を理解するための概念図

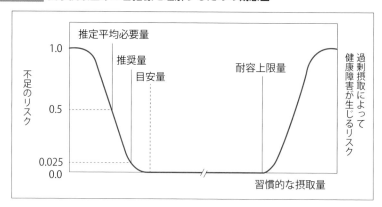

食事摂取基準の各指標（推定平均必要量、推奨量、目安量、耐容上限量）
を理解するための概念図

資料：「日本人の食事摂取基準」2020年版

設定できない場合は「目安量」、過剰摂取による健康障害の回避を目的として「耐
容上限量」、生活習慣病の発症予防のために現在の日本人が当面の目標とすべき
摂取量として「目標量」をそれぞれの栄養素に応じて策定しています。

　「推定平均必要量」は、年齢、性別などが特定されたある集団の半数が必要量
を満たすと推定される摂取量を指します。「推奨量」は、ほとんどの人（97〜98％）
が必要量を満たすと推定される量です。

　「目安量」は、「推定平均必要量」の算定ができない場合に設定されている数値で
あり、特定の集団が一定の栄養状態を維持するのに十分な量として定義されて
います（**図6-1**）。

　なお、エネルギー摂取量については、18歳以上については参考値として推定エ
ネルギー必要量は示されています（**表6-2**）が、体格や身体活動量によって大きく
変化するため、それぞれの必要なエネルギー摂取量は、目標とするBMI等を検
討した上で設定することになります。

表 6-2	推定エネルギー必要量(kcal/日)					
性別	男性			女性		
身体活動レベル	I	II	III	I	II	III
1〜2(歳)	–	950	–	–	900	–
3〜5(歳)	–	1,300	–	–	1,250	–
6〜7(歳)	1,350	1,550	1,750	1,250	1,450	1,650
8〜9(歳)	1,600	1,850	2,100	1,500	1,700	1,900
10〜11(歳)	1,950	2,250	2,500	1,850	2,100	2,350
12〜14(歳)	2,300	2,600	2,900	2,150	2,400	2,700
15〜17(歳)	2,500	2,800	3,150	2,050	2,300	2,550
18〜29(歳)	2,300	2,650	3,050	1,700	2,000	2,300
30〜49(歳)	2,300	2,700	3,050	1,750	2,050	2,350
50〜64(歳)	2,200	2,600	2,950	1,650	1,950	2,250
65〜74(歳)	2,050	2,400	2,750	1,550	1,850	2,100
75以上(歳)	1,800	2,100	–	1,400	1,650	–

資料:「日本人の食事摂取基準」2020年版

身体活動レベルは、Ⅰ〜Ⅲに分けられています。

Ⅰ(低い)　：生活の大部分が座位で、静的な活動が中心の場合。

Ⅱ(ふつう)：座位中心の仕事だが、職場内での移動や立位での作業・接客等、通勤・買い物での
　　　　　　歩行、家事、軽いスポーツのいずれかを含む場合。

Ⅲ(高い)　：移動や立位の多い仕事への従事者、あるいは、スポーツ等余暇における活発な運動
　　　　　　習慣を持っている場合。

エネルギー産生栄養素バランス

　エネルギー産生栄養素バランスは、たんぱく質、脂質、炭水化物(アルコールを含む)が総エネルギー摂取量に占めるべき割合をエネルギーの構成比率(%エネルギー)として示す指標です(表6-3)。各種栄養素の摂取不足を回避し生活習慣病の発症予防とその重症化予防を目的としています。

| 表 6-3 | エネルギー産生栄養素バランス（%エネルギー） | | | | |

年齢（歳）	男性と女性			
	たんぱく質	脂質	脂質のうち飽和脂肪酸	炭水化物
1〜2	13〜20	20〜30	–	50〜65
3〜14	13〜20	20〜30	10以下	50〜65
15〜17	13〜20	20〜30	8以下	50〜65
18〜29	13〜20	20〜30	7以下	50〜65
30〜49				
50〜64	14〜20			
65〜74	15〜20			
75〜				

※エネルギー産生栄養素バランスは、妊婦、授乳婦を除き男女共通。

資料：「日本人の食事摂取基準」2020年版より一部改変

栄養素と食事の関係

　第3章で見たように、栄養素は大きく分けてたんぱく質、炭水化物、脂質、ミネラル、ビタミンの5種類あります。日本人の食事摂取基準に記載のあるミネラルは13種類、ビタミンは13種類と多くの種類があります。こうした栄養素は、これまでの研究によりヒトのからだに必要で食品からとる必要があることが分かっているものです。

　しかし、毎日の食事で栄養素別に摂取できたかどうかを考えるのは無理があります。そのため、献立として食品を組み合わせることで、必要な栄養素が摂取できるような食べ方をすることが大切です。

　主食、主菜、副菜、汁物を組み合わせた一汁二菜、あるいは一汁三菜を揃えることで、さまざまな食品をとることができ、その結果、多くの栄養素を摂取できるバランスのよい食事となります（**図6-2**）。仮に単品のメニューであっても、主食、主菜、副菜、汁物に使われている食品が含まれているものであれば、バランスのよい食事ということができます。

① 主食（ごはん、パン、麺）

　主にエネルギーと食物繊維の供給源です。穀類のエネルギー比率の適量は、

図6-2 一汁三菜

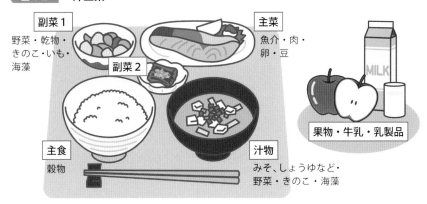

摂取エネルギーの40〜50％とされています。穀類に含まれる植物性たんぱく質やビタミン、ミネラルの供給源となります。パンや麺は、油脂と食塩を使う料理が多いため、とりすぎに注意が必要です。

② 主菜（肉・魚・卵・大豆料理）

主にたんぱく質、鉄などのミネラルやビタミンの供給源です。食品によって含まれる栄養素に違いがあるため、いろいろな種類のものをとるようにします。特に肉、魚、卵、大豆食品の各種類をとるようにすることが大切です。

③ 副菜（野菜・きのこ・いも・海藻料理）

主にビタミン、ミネラル、食物繊維の供給源です。生食や炒め物などに偏ると油脂のとりすぎにつながることから、調理法が偏らないように生食、蒸す、茹でる、煮る、炒める、揚げるなどのさまざまな調理法を使うことが大切です。

④ 汁物（みそ・しょうゆなど・野菜・きのこ・いも・海藻）

主にビタミン、ミネラル、食物繊維、水分の供給源です。また、味付けによっては発酵食品であるみそやしょうゆをとることができます。

⑤ 果物

主にビタミンC、カリウム、食物繊維の供給源です。

⑥ 牛乳・乳製品

主にカルシウム、たんぱく質、脂質の供給源です。そのほかのミネラルやビタミンの含有量も多く、チーズやヨーグルトなど発酵食品を摂取することもできます。

食事バランスガイド

「食事バランスガイド」は、健康な人の健康づくりを目的として作られたものです。「何を」、「どれだけ」食べたらよいのかの参考として食事における料理及び食品の望ましい組み合わせとおおよその量を示しているもので、2005年に厚生労働省と農林水産省が策定しました。コマの形を使って、主食、副菜、主菜、牛乳・乳製品、果物をそれぞれどれくらい食べたらよいかをイラストで分かりやすく表しています。

食事バランスガイドでは、食べる量を「つ（SV：サービング）」という単位で表します。主食は、ご飯小盛り1杯や食パン1枚が1つ、うどんやスパゲティは2つと数えます。

エネルギー摂取量が、2,200±200kcal（基本形：身体活動量が「低い」成人男性、身体活動量が「ふつう以上」の成人女性）の場合、主食は1日に合計5〜7つ食べればよいとしています。副菜は、野菜、きのこ、いも、海藻料理のことで、小鉢1個が1つ、煮物や野菜炒めは2つと数えます。基本形の場合で、1日に5〜6つ食べればよいとしています。同様に主菜は、肉や魚・卵・大豆料理で3〜5つ、牛乳・乳製品は2つ（牛乳1本程度）、果物は2つ（みかん2個程度）を食べればよいとしています（**図6-3**）。菓子や嗜好飲料は食生活の中の楽しみとして「楽しく適度に」とることとし、1日200kcal程度を目安にすることとしています。

表 6-4	献立の組み合わせでバランスをとる時のポイント

- 主食、主菜、副菜をそろえる。

- 適切な量を意識する。

- 野菜料理は、1食あたり2つ以上を目指す。（350gの野菜を6つに分けて食べるとすると、1つあたり約60g）

- 外食をするときは、野菜料理を追加するか、定食を選ぶ。

- 乳製品の摂取は、毎日の習慣としていつとるかを決める。

- おやつなどに果物を取り入れる。

図 6-3　食事バランスガイド

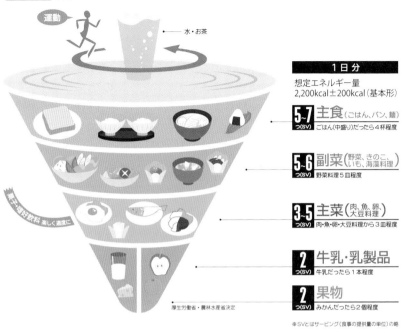

運動

水・お茶

1日分

想定エネルギー量
2,200kcal±200kcal（基本形）

5-7つ(SV)　**主食**（ごはん、パン、麺）
ごはん（中盛り）だったら4杯程度

5-6つ(SV)　**副菜**（野菜、きのこ、いも、海藻料理）
野菜料理5皿程度

3-5つ(SV)　**主菜**（肉、魚、卵、大豆料理）
肉・魚・卵・大豆料理から3皿程度

2つ(SV)　**牛乳・乳製品**
牛乳だったら1本程度

2つ(SV)　**果物**
みかんだったら2個程度

菓子・嗜好飲料 楽しく適度に

厚生労働省・農林水産省決定

※SVとはサービング（食事の提供量の単位）の略

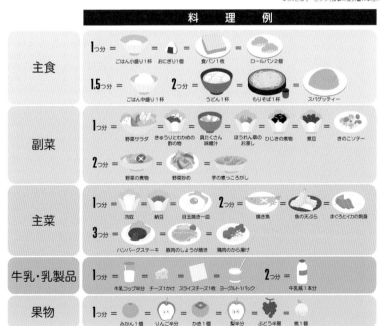

料　理　例

主食

1つ分 = ごはん小盛り1杯 = おにぎり1個 = 食パン1枚 = ロールパン2個

1.5つ分 = ごはん中盛り1杯　2つ分 = うどん1杯 = もりそば1杯 = スパゲッティー

副菜

1つ分 = 野菜サラダ = きゅうりとわかめの酢の物 = 具たくさん味噌汁 = ほうれん草のお浸し = ひじきの煮物 = 煮豆 = きのこソテー

2つ分 = 野菜の煮物 = 野菜炒め = 芋の煮っころがし

主菜

1つ分 = 冷奴 = 納豆 = 目玉焼き一皿　2つ分 = 焼き魚 = 魚の天ぷら = まぐろとイカの刺身

3つ分 = ハンバーグステーキ = 豚肉のしょうが焼き = 鶏肉のから揚げ

牛乳・乳製品

1つ分 = 牛乳コップ半分 = チーズ1かけ = スライスチーズ1枚 = ヨーグルト1パック　2つ分 = 牛乳瓶1本分

果物

1つ分 = みかん1個 = りんご半分 = かき1個 = 梨半分 = ぶどう半房 = 桃1個

参考：「食事バランスガイド」について　農林水産省、厚生労働省

第6章　バランスのよい食べ方

65

【200kcalの目安】

せんべい 3 〜 4枚	ショートケーキ 小1個
日本酒コップ1杯(200ml)	ビール 缶1本半(500ml)
ワインコップ1杯(260ml)	焼酎(ストレート) コップ半分(100ml)

食品を分類してバランスをとる方法

(1) 3色食品群

赤、黄、緑の色別に食品を分けたものです。小学校で使用されています(**表6-5**)。

表6-5 3色食品群

分類	機能	主な栄養素	主な含有食品
赤	血や肉をつくるもの	たんぱく質、脂質、ビタミンB群、カルシウム	魚、肉、豆類、乳、卵
黄	力や体温となるもの	炭水化物、ビタミンA・D・B₁、脂質	穀類、砂糖、油脂、いも類
緑	体の調子をよくするもの	カロテン、ビタミンC、カルシウム、ヨード	緑黄色野菜、淡色野菜、海藻、きのこ

(2) 6つの食品群

栄養成分の類似している食品を6つに分類し、それらを組み合わせて食べることで栄養バランスをとるという考え方です(**表6-6**)。

表6-6 6つの食品群

分類	機能	主な栄養素	主な含有食品
第1群	骨や筋肉を作る、エネルギー源となる	たんぱく質	魚、肉、卵、大豆・大豆製品
第2群	骨・歯を作る、体の各機能を調節	ミネラル	牛乳・乳製品、海藻、小魚類
第3群	皮膚や粘膜の保護、体の各機能を調節	カロテン	緑黄色野菜
第4群	体の各機能を調節	ビタミンC	淡色野菜、果物
第5群	エネルギー源となる、体の各機能を調節	炭水化物	穀類、いも類、砂糖
第6群	エネルギー源となる	脂肪	油脂

（3）4つの食品群（四群点数法）

　四群点数法は、食品を第1群（乳・乳製品、卵）、第2群（魚介、肉、豆製品）、第3群（野菜＝きのこ・海藻を含む、いも、果物）、第4群（穀類、油脂、砂糖、その他）に分け、それぞれ80kcalとなる量を1点として食べる量を点数で表す方法です（**図6-4**、**表6-7**）。

表 6-7 　**4つの食品群**

分類	機能	主な栄養素	主な含有食品
第1群	栄養を完全にする	たんぱく質、脂質、ビタミンA・B_1・B_2、カルシウム	乳・乳製品、卵
第2群	肉や血を作る	たんぱく質、脂質、カルシウム、ビタミンA・B_2	魚介、肉、豆・豆製品
第3群	体の調子をよくする	ビタミンC、カロテン、ミネラル、食物繊維	野菜（きのこ・海藻を含む）、いも、果物
第4群	力や体温となる	炭水化物、たんぱく質、脂質	穀類、油脂、砂糖、その他（菓子、調味料）

　例えば、1日の摂取エネルギーを1,600kcalとした場合、1点80kcalで、20点を摂取します。4つの群の振り分けは、第1群3点、第2群3点、第3群3点、第4群11点です。具体的に食べる内容の例は、図のようになります。

1）第1群のとり方

　卵は1点、乳・乳製品は2点とります。卵は、良質なたんぱく質、鉄、ビタミンAを含む栄養のバランスがよい食品です。しかし卵1個には、約230mgのコレステロールが含まれているため、敬遠されがちでもあります。

　コレステロールは、細胞膜の構成成分、ステロイドホルモン、胆汁酸などの材料になるため、体にはなくてはならない栄養素です。コレステロールは、ヒトの肝臓でも合成されていますが、必要量の約3分の2であり、残りは、食品から摂取する必要があります。血中コレステロール値が高いと医師から指摘されるなど、コレステロールの摂取を制限されている場合でなければ、1日に1個の卵は問題ないとしています。

　乳・乳製品は、カルシウムの吸収に優れ、良質なたんぱく質を含むため、毎日食べるとよい食品です。ただし、チーズには種類により食塩含有量が多いものもあるため、摂取量に注意が必要です。

第6章　バランスのよい食べ方

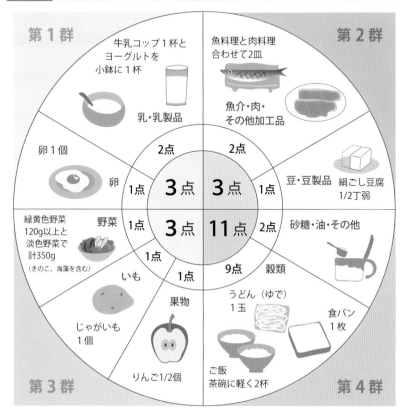

図 6-4　四群点数法　エネルギー量点数配合バランス

第1群
牛乳コップ1杯と
ヨーグルトを
小鉢に1杯
乳・乳製品
卵1個
卵
緑黄色野菜
120g以上と
淡色野菜で
計350g
（きのこ、海藻を含む）
野菜
いも
じゃがいも
1個
果物
りんご1/2個
第3群

第2群
魚料理と肉料理
合わせて2皿
魚介・肉・
その他加工品
豆・豆製品　絹ごし豆腐
1/2丁弱
砂糖・油・その他
穀類
うどん（ゆで）
1玉
食パン
1枚
ご飯
茶碗に軽く2杯
第4群

2点　2点
1点　**3点**　**3点**　1点
1点　**3点**　**11点**　2点
1点
1点　9点

2）第2群のとり方

　魚介・肉は2点、豆・豆製品は1点とります。魚介や肉は、食品によって
たんぱく質、脂質の含有量が違います。魚介には、EPAやDHAといったn-3
系多価不飽和脂肪酸が多く含まれます。この脂肪酸は、血中脂質の低下、血
栓症予防、血圧上昇抑制、記憶力向上などの効果が報告されているので、生
活習慣病が心配な方にはおすすめの食材です。

　肉は、脂質の多いものは、エネルギーが多くなってしまうため、同じ1点で
も少しの量しか食べることができなくなります。できるだけ脂質含有量の少な
い肉を選ぶ、他の食事で豆・豆製品や魚を選ぶことでたんぱく質をしっかり
とるようにします。

3）第3群のとり方

　野菜は1点、いもは1点、果物は1点とります。野菜は1日350g以上の摂取で1点とします。1食あたりにすると約120gになります。3分の1を緑黄色野菜、3分の2を淡色野菜でとるようにします。

　目安としては、1日分の生野菜は両手に山盛り1杯分、加熱野菜であれば、片手に山盛り1杯分です。どちらかに偏るのではなく、生野菜も加熱野菜も食べると摂取できる野菜の種類も増やすことができます。また、汁物にたっぷりの野菜を入れると汁の量を減らすことができるため、塩を控えることにもつながります。

　いもは、でんぷんが多く含まれており穀類に近い組成ですが、ビタミンC、カリウム、食物繊維も多く含まれていることから、野菜、果物と同じ第3群に分類します。ビタミンCやカリウムは水溶性のため、調理による損失が大きい栄養素ですが、いもに含まれるビタミンCは、加熱調理による損失が少ないという利点があります。

　果物は、ビタミンCなどの供給源となりますが、調理損失が大きいため、できるだけ生で食べるようにします。果物に含まれる果糖（フルクトース）は、過剰摂取すると血中中性脂肪値の上昇を招くため、1日1点に抑えるようにします。

4）第4群のとり方

　穀類は9点、油脂は1.5点、砂糖は0.5点とります。

　穀類は、炭水化物の供給源としてとります。穀類には、でんぷんが含まれており、でんぷんは、体内でグルコースになり各組織でエネルギー源として利用されます。特に脳のエネルギー源は主にグルコースであるため、穀類の摂取は大切です。

　穀類の中でご飯は粒食、パンは粉食に分類されます。粒食は粉食に比べて消化・吸収に時間がかかるため、血糖値の上昇が抑えられインスリンの分泌も抑えられます。パスタの材料であるセモリナ粉も血糖値の上昇は緩やかです。穀類の胚芽部分は、ビタミン、ミネラル、食物繊維が豊富であり、胚芽精米、胚芽入りパン、オールブランなどで摂取することができます。

　油脂1.5点は、油小さじ約3杯分です。油脂は、どのような種類でも脂質1gあたり9kcalと高エネルギーですが、必須脂肪酸の摂取ができるなど重要

です。油脂は、胃の消化運動を緩やかにして、食物の胃内滞留時間を長くするため、腹もちがよくなります。また、炭水化物やたんぱく質に比べて少ない量で同じエネルギーをとることができるため、胃腸に負担がかからないというメリットがあります。

　油には、サラダ油、ごま油、オリーブ油などさまざまな種類がありますが、すべて1gあたり約9kcalです。小さじ1の重量は4g、大さじ1の重量は12gですから、小さじ1は37kcal、大さじ1は111kcalものエネルギーになります。油脂は多すぎても少なすぎてもよくありません。調理法による油の使用量の違いを覚え、多くとりすぎた翌日は油を控えるなど調整することが大切です(**表6-8**)。

　砂糖の摂取量には、煮物の味付けなどに使う砂糖のほか、ジャムやはちみつも含まれます。

　種実類は、アーモンド、くるみ、カシューナッツ、ごまなどで抗酸化ビタミンであるビタミンEが含まれます。調味料は、砂糖、油脂(マヨネーズを含む)以外の調味料は、エネルギーとしては高くありません。しかし、しょうゆみそなど食塩が多く含まれるものがあるので、過剰にとることは避けます。

　菓子は、1日あたり1〜2点です。おやつとして、甘い菓子だけでなく、ヨーグルトやいも、果物などを上手に取り入れます。アルコール飲料は、エネルギーを摂取するという意味では穀類に似ていますが、穀類などに含まれるたんぱく質、ビタミンB群、ミネラル、食物繊維などの栄養素は含まれません。そのため、エンプティカロリーと呼ばれることがあります。

　アルコール飲料は、栄養学的な側面よりもストレスの緩和や食事を楽しむ

表 6-8	揚げ物の吸油率の目安

	吸油率*	食材80gあたりの油の量	エネルギー
素揚げ	3〜5%	2.4〜4g	22〜36kcal
から揚げ	6〜13%	4.8〜10.4g	43〜93.6kcal
フライ	10〜20%	8〜16g	72〜144kcal
天ぷら	15〜40%	12〜32g	108〜288kcal

＊吸油率は、揚げる食材と衣の合計重量に対する割合。なお食材は細かく切るより大きく切る方が、表面積が小さくなるため、吸油率はさがります。

一環として少量をとる程度にするのがよいでしょう。

調味料の栄養成分

　調味料は、食塩の量とエネルギー量を知っておくことが重要です。食事摂取基準2020年版で定める1日あたりの食塩摂取量の目標量は、男性7.5g未満、女性6.5g未満です。食品にも食塩は含まれていますので、調味料として使える食塩の量は限られます。

　食品の中で食塩の含有量が多いものは、ハムやソーセージなど肉の塩蔵品、チーズのほか、漬物、かまぼこなどの練り製品、佃煮、梅干しなど和食には欠かせないものも多くあります。また、パンやそば、うどんなどにも食塩は含まれています。

　食塩含有量の多い食品を食べ過ぎないようにするほか、酸味やうま味を利用すると食塩を控えてもおいしく食べることができます。また、汁物の量を少なくし、その分お茶などを活用するのもよいでしょう。

表 6-9　**調味料のエネルギー量と食塩量**

食品名	重量(g)	エネルギー (kcal)	食塩相当量(g)
食塩　小さじ1	6	0	6.0
並塩　小さじ1	5	0	4.9
しょうゆ(こいくち)小さじ1	6	5	0.9
しょうゆ(こいくち)大さじ1	18	14	2.6
みそ(淡色辛みそ)　小さじ1	6	11	0.7
みそ(淡色辛みそ)　大さじ1	18	33	2.2
ぽん酢　小さじ1	6	4	0.5
めんつゆ(ストレート)　100ml	102	45	3.4
めんつゆ(3倍濃縮)　大さじ1	17	17	1.7

次ページへ続く

表 6-9 調味料のエネルギー量と食塩量（続き）

食品名	重量(g)	エネルギー (kcal)	食塩相当量(g)
和風ドレッシング　大さじ1	5	9	0.2
ゆず胡椒　小さじ1	6	2	1.5
上白糖　小さじ1	3	12	0.0
はちみつ　小さじ1	7	23	0.0
油　小さじ1	4	35	0.0
油　大さじ1	12	106	0.0
有塩バター　小さじ1	4	28	0.1
マヨネーズ(卵黄型)　小さじ1	4	27	0.1
マヨネーズ(卵黄型)　大さじ1	12	80	0.2
トマトケチャップ　小さじ1	5	5	0.2
ごまだれ　大さじ1	18	51	0.8
焼肉のたれ　大さじ1	18	30	1.5
ウスターソース　小さじ1	6	7	0.5
中濃ソース　小さじ1	6	8	0.3
お好み焼きソース　大さじ1	21	31	1.0
オイスターソース　大さじ1	18	19	2.1
ナンプラー　小さじ1	6	3	1.4
豆板醤　小さじ1	7	3	1.2
甜面醤　小さじ1	7	17	0.5
マスタード　小さじ1	6	11	0.2
粒入りマスタード　小さじ1	5	11	0.2
顆粒和風だし　小さじ1	3	7	1.2
顆粒中華だし　小さじ1	3	6	1.4
固形ブイヨン　1個	4	9	1.7
カレールウ　約1人分	20	95	2.1
ハヤシルウ　約1人分	20	100	2.1

「日本食品標準成分表」2020年版（8訂）より計算

表 6-10 1日20点食べる場合の献立例

献立	第1群	第2群	第3群	第4群
朝食 トースト1枚(6枚切り)				2.3
目玉焼き(卵1個と油)	1			0.5
付け合わせ(ブロッコリー)60g			(60g)	
野菜サラダ120g			(120g)	
トマト2切れ 60g				
きゅうり 1/4本 25g				
千切りキャベツ 35g				
和風ドレッシング(ノンオイル)小さじ1				0.2
りんご 1/2個			1	
ヨーグルト 1杯	1			
ミルクティー(牛乳1/2杯)	0.5			
昼食 鴨南蛮そば(そば、鴨肉、ねぎ10g)		1	(10g)	3
ごはん50g				1
間食 カプチーノ(無糖)	0.5			
シュークリーム				1
夕食 ごはん 1杯(150g)				3
みそ汁(わかめ、豆腐、しいたけ(1/2個))		0.3	(10g)	
鮭の塩焼き 1切れ		1.2		
付け合わせ 大根おろし40g			(40g)	
小松菜とあげのさっと煮 (小松菜60g、あげ10g)		0.5	(60g)	
肉じゃが (牛肉5g、人参20g、玉ねぎ30g、		0.2	(50g)	
じゃがいも1個(100g)			1	
第3群 野菜(いもと果物を除く)合計重量(350gで1点)			(350g)	
小計	3	3.2	3	11
合計				20.2

主な食品ごとの点数は、「四群点数法で簡単カロリー計算！」(http://4fgmethod.jp/) より算出。

第6章 バランスのよい食べ方

図 6-5　減塩でもおいしく食べるためのポイント

- 新鮮な食材を使い、食材そのもののおいしさを生かす。

- だしを濃いめにする。インスタントのだしは、食塩を多く含むものもあるので、確認して使う。

- 味つけは、最後にする。調理の最初から塩をふると、食材になじんで塩味を感じにくいため、最後に味つけし、食材の表面だけに味をつけるようにする。

- 食塩量を制限しなければならない時は、すべての料理を薄味にするのではなく、塩味をほとんど使わないものと塩味をつける料理でメリハリをつける。

- 酢、ポン酢、マヨネーズ、トマトケチャップ、カレー粉などの香辛料、ソースなどは、比較的食塩が少ないので活用する。

- 揚げ物、炒め物などの油を使う料理は、食塩が控えめでも食べやすいので、脂質のとり過ぎにならない程度に活用する。

- 青じそ、青ねぎ、みょうが、パセリ、ハーブなどの香味野菜やレモンなどの柑橘類を使い、味に塩味以外のアクセントや香りをつけると食べやすくなる。

食の安全
（食中毒）

食中毒の発生状況と種類、症状と衛生管理について学びます。

- 食中毒とはどのようなものを指すのか理解する。
- 食中毒の発生状況はどのように取りまとめられているのかを理解する。
- 食中毒の種類について理解する。
- 食中毒の原因物質と主な予防法を理解する。
- 家庭における衛生管理のポイントを理解する。

食の安全（食中毒）

食中毒とは

　食中毒とは、一般的には有害物質を含む食品を摂取することで起こる嘔吐、腹痛、下痢、発熱等を伴う胃腸炎、神経症状をいいます。また、食品衛生法では「食品、添加物、器具又は容器包装に起因する中毒患者又はその疑いのある者」を食中毒患者と定義しています。

　食中毒の原因は、微生物、化学物質、自然毒、寄生虫などがあり、細菌やウイルスなどの微生物に感染することによって起こるものが半数以上を占めています。

食中毒の発生状況

　食中毒患者もしくはその疑いがある者を診断した医師は、ただちに最寄りの保健所長に届け出を行うことが義務付けされています。厚生労働省では「食中毒事件調査結果報告書」を取りまとめ食中毒統計として公表しています（**図7-1**）。

食中毒の種類の概要

（1）細菌性食中毒

　細菌が食品に付着・増殖し、ヒトが経口摂取することで急性胃腸炎となったり、食品内で細菌が産生した毒素が原因となって食中毒を起こします。細菌が侵入することで発症するものにサルモネラ菌、腸管病原性大腸菌、腸管侵入性大腸菌、カンピロバクターなどがあります。細菌が産生した毒素が原因となる毒素型には、腸炎ビブリオ、腸管毒素原性大腸菌、腸管出血性大腸菌、腸管凝集性大腸菌、ウェルシュ菌、セレウス菌、黄色ブドウ球菌、ボツリヌス菌などがあります。

（2）ウイルス性食中毒

　ウイルス性で最も患者数が多いものがノロウイルスです。ノロウイルスは、食品中では増殖できず、ノロウイルスに汚染された食品の経口摂取によってヒトの腸管に感染して増殖し、感染性胃腸炎を起こします。

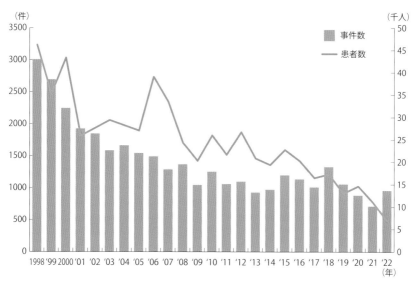

図 7-1　食中毒事件数及び患者数の年次推移

厚生労働省「食中毒統計」

（3）寄生虫による食中毒

　寄生虫による食中毒で多いものは、アニサキスです。サバ、アジ、イワシ、イカ、サンマなどの可食部に寄生するアニサキス亜科族線虫が原因物質です。アニサキスの幼虫は、魚介の内臓や消化管に寄生していますが、漁獲後に筋肉に移行することが多いとされています。ヒラメに寄生する寄生虫による食中毒は、クドア食中毒といいますが、予防措置がとられるようになり、現在は減少しています。

　その他にも寄生虫性食中毒が存在しますが、特に獣肉をジビエ料理として提供する時に加熱が不十分なことが原因で、寄生虫による食中毒が発生しているため注意が必要です。

（4）化学性食中毒

　食品や原料に本来含まれていない有害な化学物質が混入して起こるものをさします。一度発生すると大規模で広範囲にわたることがあります。化学性食中毒は、急性中毒と慢性中毒があり、慢性中毒は有害な化学物質の継続摂取によって起こるため公害として取り扱われます。化学性食中毒の原因とされているものに、ヒスタミン、メタノール、ヒ素、カドミウムなどがあります。

表 7-1 主な食中毒原因物質

種類		原因微生物	主な原因食品	潜伏期間	主な予防法
微生物	細菌	サルモネラ属菌	食肉(特に鶏)の生食や鶏卵など	6〜48時間	中心温度75℃で1分以上の加熱、食肉や鶏卵は他の食品と分けて低温保存、冷蔵。冷凍では死滅しない。
		ブドウ球菌	おにぎり、寿司、弁当、サラダ、洋菓子など	2〜3時間	常温放置を避け、早めに摂食するか冷蔵・冷凍保存、ヒトの手指の傷、鼻腔等の常在菌のため、直接触らない。
		ボツリヌス菌	魚類製品(いずし)、真空食品、発酵食品、はちみつ	12〜36時間	菌及び毒素は、熱に弱いので十分加熱する。乳児には与えない。
		腸炎ビブリオ	魚介類	12時間	水道水でよく洗う、生育速度が速いため、常温放置を避ける、中心温度75℃で1分以上加熱する。
		腸管出血性大腸菌(O157)	牛肉、牛レバーの生食、野菜	2〜5日	食肉の生食は避け、加熱を十分に行う(中心温度75℃で1分以上)、牛レバーは生食禁止、野菜類はよく洗う。
		カンピロバクター	鶏肉、牛肉、豚肉の生食、井戸水	2〜7日	食肉、特に鶏肉の生食は避け、中心温度75℃で1分以上加熱する。
		その他:コレラ菌、赤痢菌、チフス菌など			
	ウイルス	ノロウイルス	二枚貝(カキ、アサリ、ハマグリなど)	24〜48時間	カキ等の生食は避け、加熱を十分に行う。(中心部温度85℃で1分以上)、排泄物中にあるウイルスや、飛沫などによる二次感染に注意する、次亜塩素酸系の消毒を行う。
		その他のウイルス:肝炎ウイルス、ロタウイルスなど			
寄生虫		クドア	ヒラメ*	1〜22時間	加熱(中心温度75℃で5分以上)又は冷凍(−20℃で4時間以上)
		アニサキス	サバ、アジ、イワシ、イカ、サンマなど	生食後数時間	生食を避ける、新鮮なうちに魚介類の内臓の摘出、加熱調理で60℃で1分以上、又は冷凍(−20℃で24時間以上)。なお、酢では死滅しない。
化学物質		メタノール、ヒスタミン、ヒ素、鉛、カドミウム、銅、有機水銀、ホルマリンなど			
自然毒		ソラニン(じゃがいもの芽)、シアン(生イチョウ、生梅)、リコリン(彼岸花)、ムスカリン(毒きのこ)、テトロドキシン(ふぐ)など			

*国内産の養殖ヒラメは、管理の徹底によりほとんどない。

（5）自然毒食中毒

　動植物が元々保有している有毒な成分が食物連鎖を介して動物体内に蓄積されたものを自然毒といいます。この自然毒を誤って摂取することで引き起こされる中毒を自然毒中毒といいます。自然毒中毒には、動物性と植物性があり、他の食中毒と比較して発生は多くないものの致死率が高くなっています。

　動物性のものとしては、フグ毒、貝毒などがあり、植物性のものとしては、きのこ毒、じゃがいも毒の他、梅やアンズの種子や仁、ギンナンの大量摂取によるものがあります。

家庭における衛生管理

　家庭における食中毒予防の３原則は、原因となる微生物を「付けない」「増やさない」「殺す」です。厚生労働省では、家庭での衛生管理のポイントを①食品の購入、②家庭での保存、③下準備、④調理、⑤食事、⑥残った食品の各段階で具体的に示した「家庭でできる食中毒予防の６つのポイント」のPDFと動画を公開しています（図7-2）。

　(https://www.mhlw.go.jp/topics/syokuchu/dl/point0709.pdf)

図 7-2　家庭での衛生管理のポイント

食品の購入
- 肉、魚、野菜などの生鮮食品は新鮮なものを、表示のある食品は、消費期限などを確認して購入する。

家庭での保存
- 冷蔵庫や冷凍庫は詰めすぎず7割程度にする。
- 細菌の多くは、冷蔵庫などで10℃以下にすると増殖がゆっくりとなり、−15℃で増殖が停止しますが死ぬわけではないため、早めに使いきる。
- 細菌汚染を防ぐため、肉、魚、卵などを取り扱う時は、取り扱う前と後に必ず手指を洗う。せっけんを使い洗った後、流水で十分に洗い流す。

食品の購入
- 台所やふきんなどを清潔に保つ。
- 最初に手を洗い、生の肉、魚、卵を取り扱った後にも洗う。途中で動物に触ったり、トイレに行ったり、おむつを交換したり、鼻をかんだりした後も手を洗う。
- 生の肉や魚を切った後は、包丁やまな板を洗って熱湯をかけてから使う。
- ラップしてある野菜やカット野菜もよく洗う。
- 冷凍食品などを室温で解凍すると、食中毒菌が増える場合があるため解凍は冷蔵庫の中や電子レンジ、気密性のある容器に入れて流水で行う。
- 食材は料理に使う分だけ解凍し、冷凍や解凍を繰り返さない。
- 包丁、食器、まな板、ふきん、たわし、スポンジなどは、使った後すぐに、洗剤と流水でよく洗う。ふきんは漂白剤に1晩つけ込む、包丁、食器、まな板などは、洗った後、熱湯をかけると消毒効果がある。

調理
- 加熱調理をする食品は十分に加熱する。目安は、中心部の温度が75℃で1分間以上加熱。

食事
- 食卓につく前に手を洗い、清潔な手で、清潔な器具を使い、清潔な食器に盛りつける。
- 温かく食べる料理は常に温かく（65℃以上）、冷やして食べる料理は常に冷たく（10℃以下）しておく。
- 調理前の食品や調理後の食品は、室温に長く放置しない。例えば、O157は室温に15〜20分置くと2倍に増える。

残った食品
- 残った食品は早く冷えるように浅い容器などで保存する。
- 残った食品を温め直す時は十分に加熱する。目安は75℃以上。
- 少しでも怪しいと思ったら、食べずに捨てる。

資料：厚生労働省「家庭でできる食中毒予防の6つのポイント」より抜粋、一部改変

80　栄養検定4級

さくいん

主な参考文献・参考資料

- 「基礎栄養学」改訂第6版 ／ 柴田克己、合田敏尚　編（南江堂、2020年）

- 「基礎栄養学」／ 川端輝江、庄司久美子　著（アイ・ケイ コーポレーション、2022年）

- 「食品の安全」改訂第2版 ／ 国立研究開発法人 医薬基盤・健康・栄養研究所 監修、有薗幸司　編集（南江堂、2018年）

- 「栄養素の通になる」第5版 ／ 上西一弘　著（女子栄養大学出版部、2022年）

- 「時間栄養学　時計遺伝子と食事のリズム」／ 日本栄養・食糧学会　監修、香川靖雄　編著（女子栄養大学出版部、2012年）

- 「女子栄養大学のバランスのよい食事法」第5版 ／ 香川明夫　監修（女子栄養大学出版部、2022年）

- 「調理のためのベーシックデータ」第6版 ／ 女子栄養大学出版部（2022年）

- 日本人の食事摂取基準 2020年版 ／ 厚生労働省
  URL: https://www.mhlw.go.jp/stf/newpage_08517.html
  （2023年4月20日現在）

- 食品標準成分表 2020年版（八訂）／ 文部科学省（2020年）

- 診療・研究にダイレクトにつながる遺伝医学 ／ 渡邉淳　著（羊土社、2019年）

一般社団法人日本栄養検定協会

一般の方向けに栄養学を分かりやすく伝え、検定を実施することで、広く人の健康に貢献することを目的に2013年12月に設立。
2017年3月より、栄養検定を実施。

栄養検定4級 公式テキスト

2023年5月31日 初版発行

著　　　者	一般社団法人日本栄養検定協会	
発　行　人	松崎恵理	
発　　　行	エイチ・アンド・ビー 株式会社	
	〒105-0003　東京都港区西新橋2-4-3　プロス西新橋ビル7階	
	TEL：03-6403-9152	
発　　　売	サンクチュアリ出版	
	〒113-0023　東京都文京区向丘2-14-9	
	TEL：03-5834-2507	
装丁・デザイン・制作	サンルクス株式会社	
イラスト・マンガ	あべかよこ、寺本京子、卯坂亮子	
印　　　刷	株式会社シナノ	

© Japan Nurtrition Testing Association 2023 Printed in Japan
ISBN978-4-8014-9214-1　C2077 ¥2000E